U0908917

武艺体仁 保养术

奚雍／著

文匯出版社

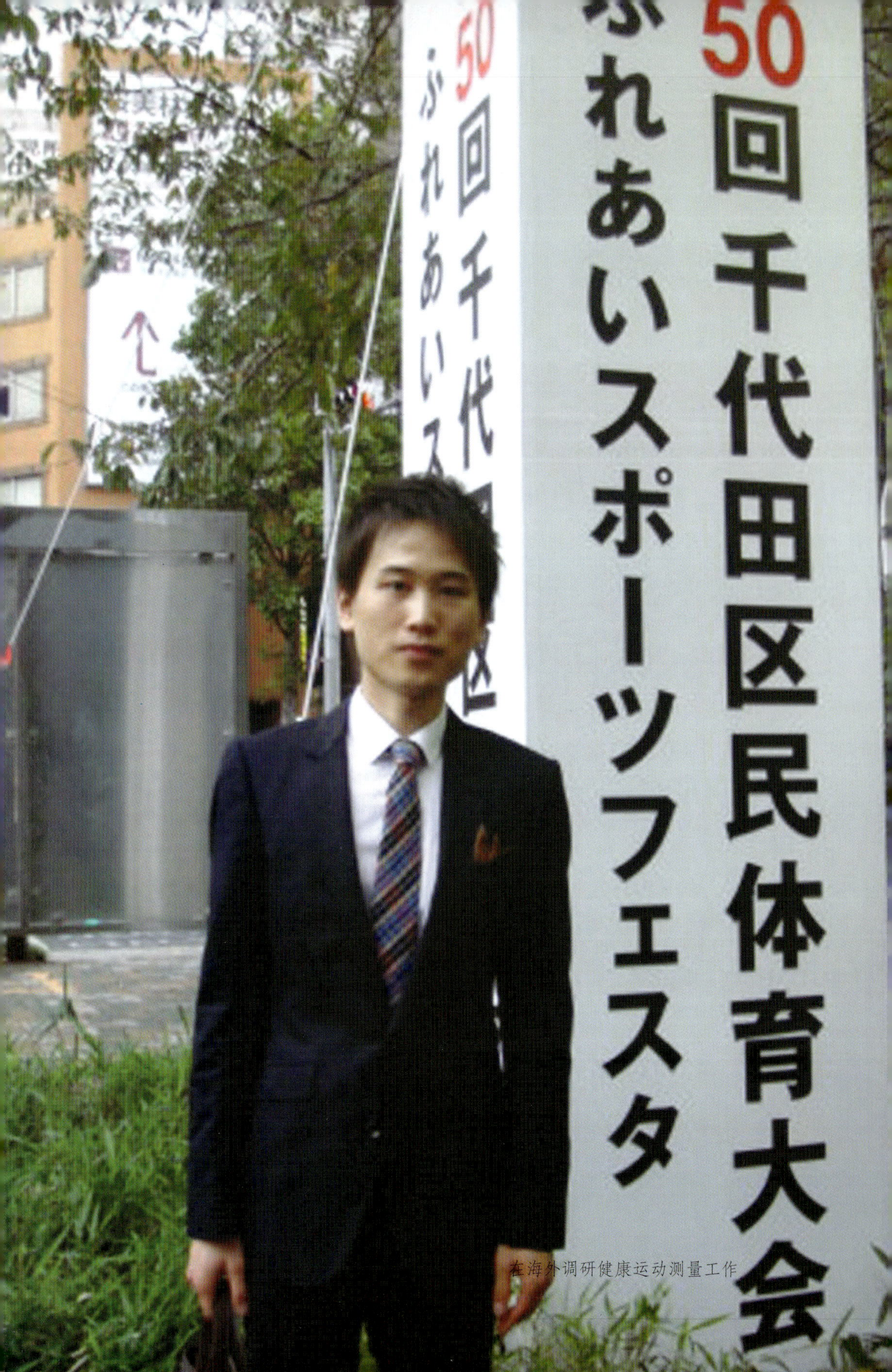

在海外调研健康运动测量工作

奚 雍

高级武功体疗师，出身于著名武医文化世家，青年海外学者，中国知名专家，创新不复崇尚时雍的前沿者，人文健康学倡导者，老年社会福祉领航者。曾任职于上海扬子江武功体疗院从事科研理论工作，多次参与全国武术比赛，荣获优胜奖。

他承前启后将武功体疗凝练于健康艺术之中，独具创新引领体仁寿健时雍前沿。以博极精深、孜孜不倦、超前思维及实践理论探索，悉心主研第一部具有科学预防学价值的《疲劳症和过劳死》、《挑战亚健康》、《健康100年》、《身心调理手册》和《办公族强身疗法》等10部著作，荣获“世界重大学术思想（成果）”大会论文特等奖，荣获中华优秀创新发展推动力人物大会论文特等奖。作品入编《共和国拓荒者》、《中外哲理名言》等经典。事迹载入《世界名人录》、《共和国60年重大获奖理论成果》、《世界优秀专家人才名典》、《中国艺术功勋人物》等巨著。著写的论文入编《世界大百科全书藏典》，并被评为特等奖”。入选《世界华人艺术家辞海》，并获金奖。获感恩中国·2012年先进人物光荣称号。

现在海外从事健康运动和医学社会福祉的研究。并任上海鸿博养生艺术院名誉院长和东方网武艺学栏目主编等职。

人生格言：健康是生命的保证，保健投资便赚得无数财富，亏了健康如丢性命，一切成空。武功强生，灵秀艺术，创新不复，永无止境，愿天下人健康常驻，活力永存。

パシフィコ横浜
PACIFICO YOKOHAMA
会議センター
会议中心 회의 센터
CONFERENCE CENTER
第10回
かながわ高齢者福祉研究大会
日時 平成23年7月5日(火)
午前9時30分～午後5時
主催 神奈川県社会福祉協議会老人福祉施設協議会
かながわ高齢者福祉研究大会実行委員会

海外参加学术研究大会

参加日本高龄福祉研究大会

東京大学コミュニケーションセンター

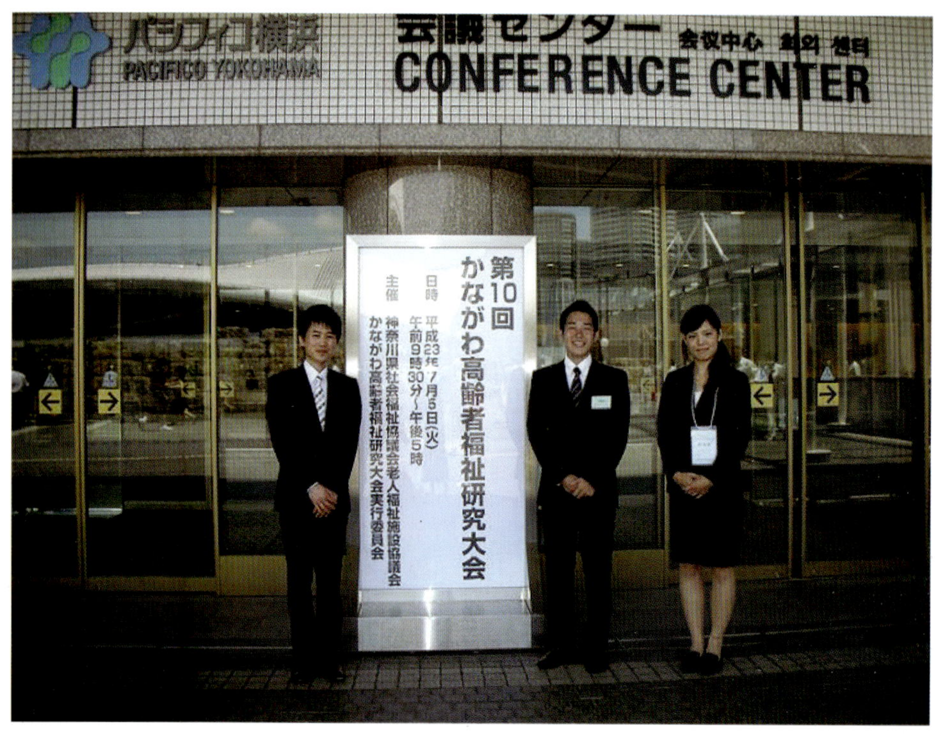

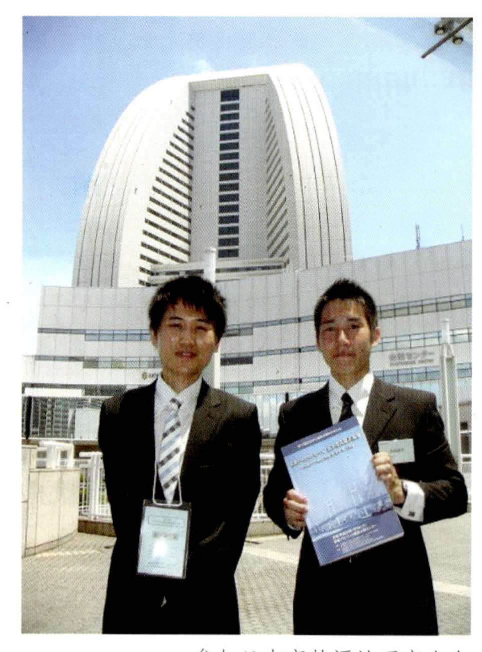

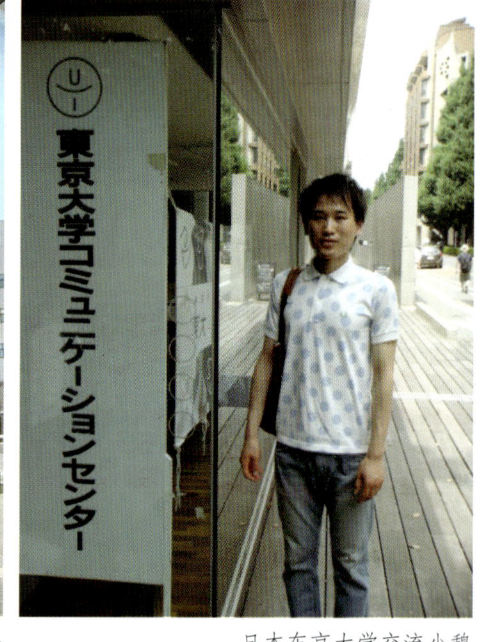

日本东京大学交流小憩

获奖证书
奚雍 医师：
经评选您的论文《倡导养生艺术时雍新理念——自主武功体疗法》荣获中华医学创新发展推动力人物表彰特等奖。
中华医药卫生学会
北京中天国际医药科学研究院
二〇一一年十二月
获奖证书
证字第 0798 号
奚 雍 同志：
您的《论养生艺术的健康修养》一文在中国当代学术前沿精典文丛评选活动中荣获优秀成果 壹 等奖。
荣誉证书
荣誉证书
奚雍 同志：
在庆祝新中国成立六十年大庆征文活动中，您的先进事迹被正式收录在
实践探索中取得优秀成果的肯定，特颁此证。
奨励賞
桜美林大学
太田 純平 様 奚雍 様
柴田 桃枝 様
貴方は第１０回かながわ高齢者福祉研究大会において
韓流介護の今
を発表され本会会員および高齢者福祉に貢献されること誠に多大でありました
ここに今後一層の活躍を祈念し表彰します
平成２３年７月５日
社会福祉法人神奈川県社会福祉協議会
老人福祉施設協議会 会長 篠原正治
第１０回かながわ高齢者福祉研究大会実行委員会
委員長 川瀬和一
荣誉证书
奚雍 同志：
在庆祝新中国成立六十年大庆征文活动中，您撰写的
论养生艺术的魅力
理论实践探索中取得优秀成果的肯定，特颁此证。
荣誉证书
奚 雍 医师：
获得中国专科专病优秀专家新世纪10年医学贡献奖。
世界医药卫生理事会
中国管理科学研究院企业发展研究中心
二〇一〇年四月

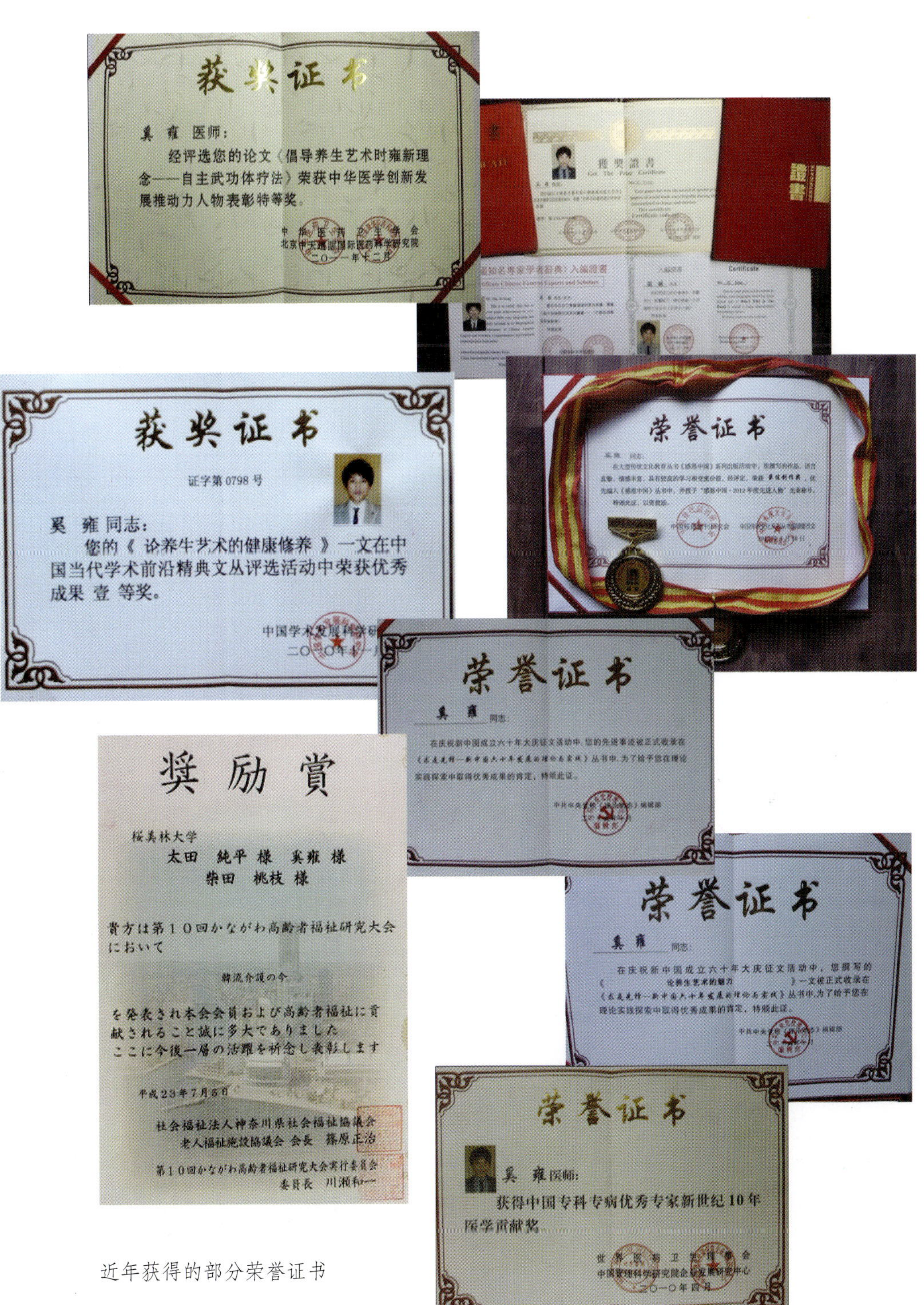

近年获得的部分荣誉证书

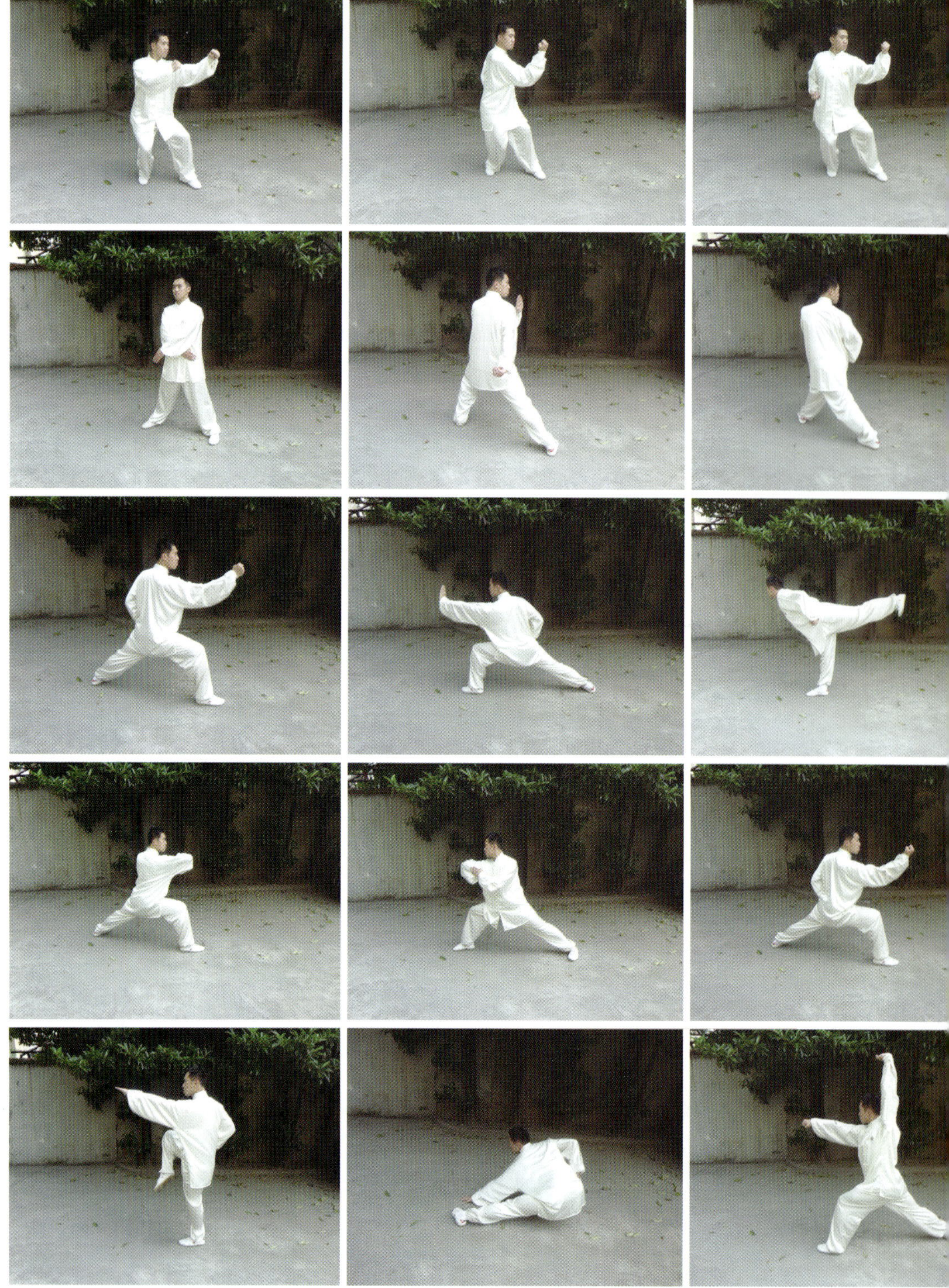

点激强身功

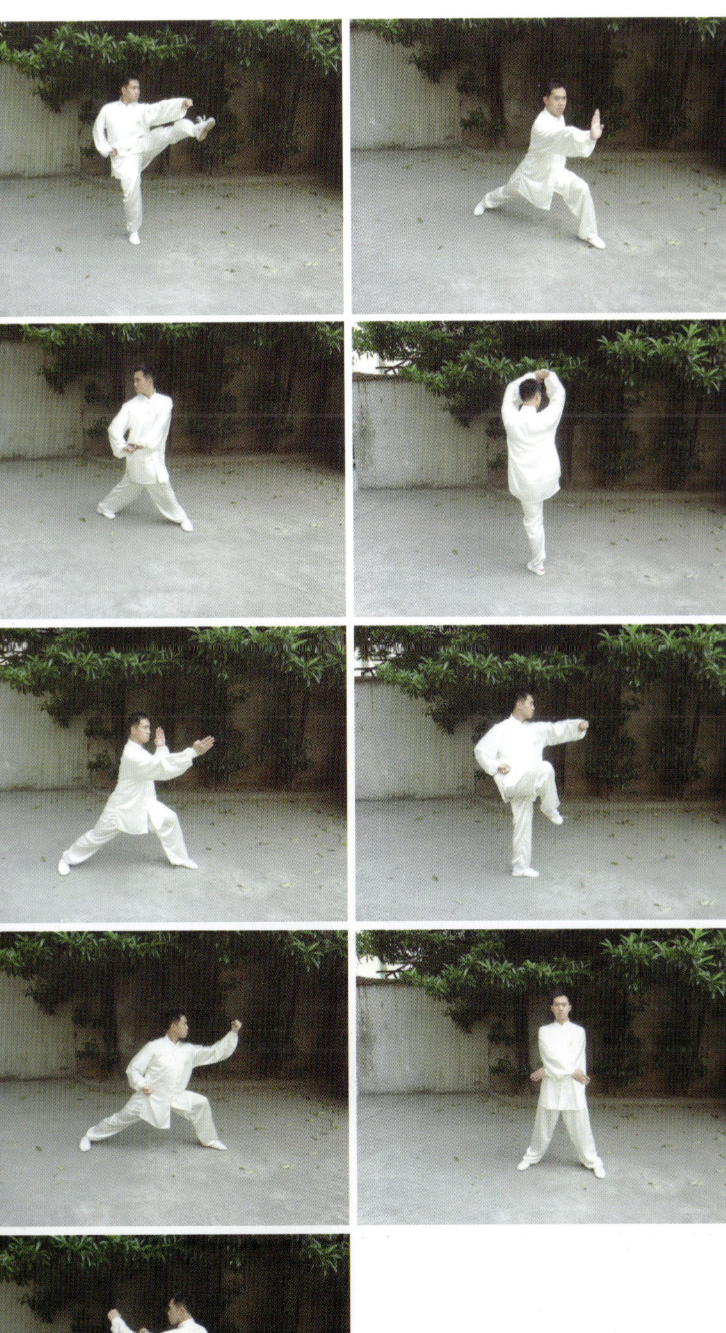

示范：弟子叶建民

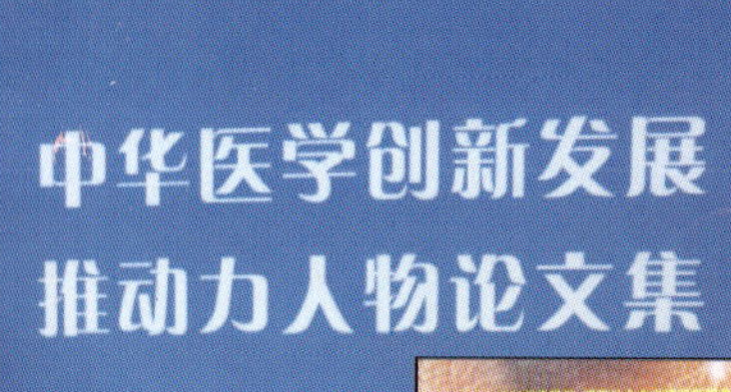

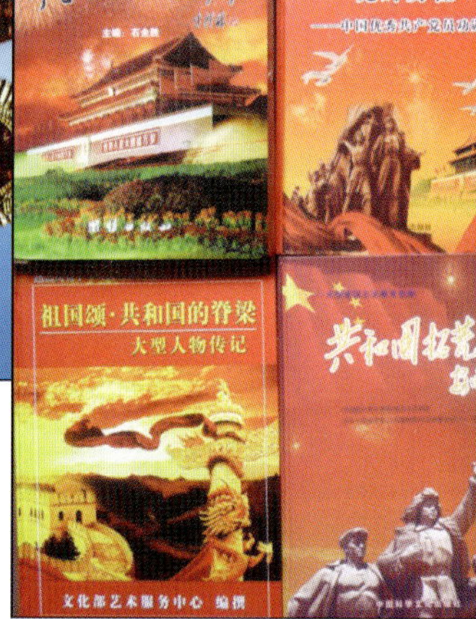

近年著或入编的各类学术著作

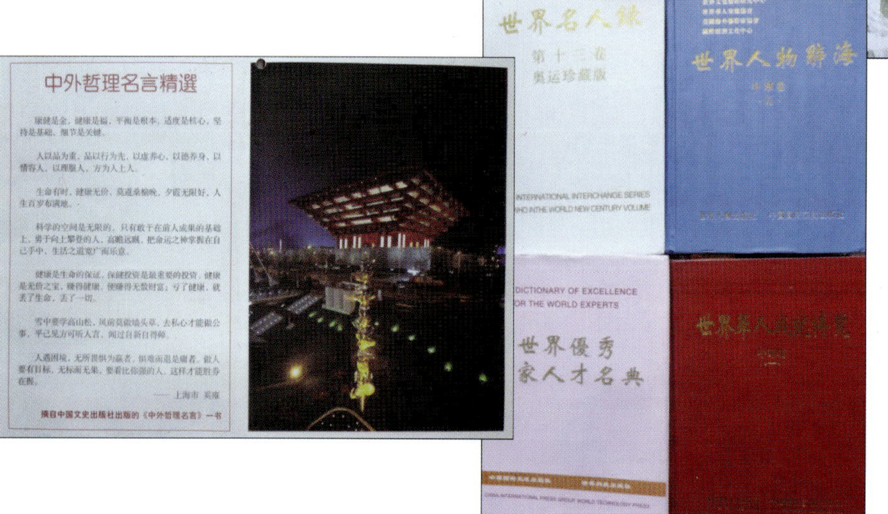

中外哲理名言精選

康健是金，健康是福，平衡是根本，适度是核心，坚持是基础，细节是关键。

人以品为重，品以行为先，以康养心，以德养身，以情容人，以理服人，方为人上人。

生命有时，健康无价，莫道桑榆晚，夕霞无限好，人生百岁有满地。

科学的空间是无限的，只有敢于在前人成果的基础上，勇于向上攀登的人，高瞻远瞩，把命运之神掌握在自己手中，生活之道宽广而乐意。

健康是生命的保证，保健投资是最重要的投资，健康是无价之宝，赚得健康，便赚得无数财富；亏了健康，就丢了生命，丢了一切。

雪中要学高山松，风前莫做墙头草，去私心才能做公事，平己见方可听人言，闻过自新自得师。

人遇困境，无所畏惧为赢者，知难而退是庸者。做人要有目标，无标而无果，要看比你强的人，这样才能胜券在握。

——上海市 吴康

摘自中国文史出版社出版的《中外哲理名言》一书

自　序

中华武功体疗学博大精深，源远流长，在整个国际武医学史上，已成为人类文化健康的瑰宝，它为人民的身体康健提供了可靠的保障，已经成为照耀人类体仁的一颗璀璨明珠。

全民健身，健康中国，是国家兴旺、民族发达的标志，身为人文健康倡导者乃至使命者，要有诚心、豪情与灵气，用善心去待人，用豪情去健身强体，用技艺去疗疾，善心、豪情、技艺在，顽疾、难病自变乖，要胸怀“救死扶伤献慷慨，济世活人展雄才”的壮志凌云，何愁顽疾不克，要具有“仁爱长存天地间，不揭疑难心不甘”的精神，力求改变看病贵，看病难的局面，唯有完善和提高技能，把自已独创的专科运用并贡献给社会，以心感人、以真情服人，为攻克顽疾不懈努力，方不枉在世一生。

自古及今，人类为了生存发展，在各种自然环境中做了顽强的拼搏，从事着各式各样的生产劳动工作，他们与山河大地为伴，与日月星辰为邻，整日奔波在五行之中，他们为了延续生命而食尽人间的百味，遍饮甘露山泉。这一切，既为他们机体的健康提供了必要的营养，也为他们的聪明才智提供了物质保障。然而，无时无刻不在的复杂诱因，造成人体零零总总的病变，使人们遭受重重病痛的折磨，有些甚至致残、致命。毋庸置疑，此种现象一直伴随着人类整个生存过程，而且随着人类高度的发展，人体诱发的病变，似乎也越来越复杂而凶顽了。

正因如此，人类发挥自身聪明才智，勇于进取，呕心沥血，大胆试验，对疾病的预防和治疗作出了全力应对，病生千门，医出百家，武功点激疗法这门学科也就应运而生了。笔者在辨证施治上，直抒己见，自成一体，运用科学的思维，实事求是的精神，辩证认识一切事物，从而激活人体每一个细胞。

我们都知道无药不毒，每一片药物都有它的副作用，所以自古以来我们做任何事都提倡创新，没有创新就没有发展。通过多年研究实践证明，针对一些顽症，采用武艺体仁保养术中的点激疗法，确实是可行有效的。

人体生命的重视和渴望，不容许医学以“利润”为第一要义，以“金钱”为第一动力，应有崇高的文道、武德、医术、艺馨之精髓，从而提升维护人类生命权利的价值观。

正因如此，我们必须尊重科学理论，更必须掌握临床依据，努力实现点激疗法在医学科技上的新突破，打开人类健康的新眼界。

我的导师中华武艺学开创者奚潘良教授曰：“武功体疗是一项福祉的艺术，并非买卖，是感人肺腑的人类善举，能医治心身的创伤，是一种使命而非行业。唯有创新、开拓，才能撞击历史而创造新事物。”

科学要随着社会实践而向前推进，并在不断更新中注入新的生命力。将完善“人体防御与修复双重免疫功能潜能而激发出返璞归真”的目的。使人体达到阴阳平衡状态，便是防治疾病质量要素，更是提升最佳健康功效的保证，直至走向健康120年(仙寿)。

目　录

第一章　武艺体仁保养术总论

中华五千年的灿烂文化孕育了无数学派和名家，而武艺体仁保养术中的“点激疗法”就是本着追求卓越、超越自我的精神，更是对世界的科学认识，在理论实践中创新成果上发挥到极致。继承了非物质文化遗产，对推动人类健康发展起到了推波助澜的作用。

本篇的康健体仁点激疗法，恰逢其时的诠释了拓展康健修养的重要性，好比机器设备要运转需要保养，而生命活力走向旺盛，平时也要注意保养。本术亦是提前对亚健康干预的良方，可说是具有耗时少、见效快、受益多、花费小、事半功倍的效果。

面临医学技术迅猛发展，中华武艺体仁保养术领域也扩展到人体康复而延长生命的空间。作为人文健康倡导先行者，开发武学真谛的健康元素，必须要有科学的武、医、艺、文四合一的绝技。上知天文，中知人生，下知地理的规律法则。唯在前人基础上探索，才能勾勒出绚丽的前景。正如著名哲学家尹继佐教授曰：“武艺是强健体魄的源头，体养是延续生命的砝码”。

中华武艺体疗学科博大精深，源远流长，在整个国际武医学史上，已成为人类文化健康的瑰宝，它为人民的身体康健提供了可靠的保障，成为照耀人类体仁康健的一颗璀璨明珠。

人类发挥自身聪明才智，勇于进取，呕心沥血，大胆试验，与疾病的预防和治疗作出了全力应对，病生千门，医出百家，武艺体仁保养术这门学科就随之孕育而出新了。本章在辨证施治上，直抒己见，自成一体，运用科学的思维，辩证地认识事物。

武艺体仁保养术的创立，是当前继承发扬武功体疗特色和华夏优势并勇于探索求实的一项具有深远意义的工程，是构设人文健康的重要任务，值得自豪。目前已被国家确定为非物质文化遗产保护项目。

自古以来我们做任何事都提倡创新，没有创新就没有发展。实践证明，针对像疑难症这样的顽症，坚持采用武艺体仁保养术，重点突破、集中、分散的方法，激发人体功能的潜力，确实是可行的，只要我们遵循科学严谨的态度，病魔邪气就迎刃而解了。

第一节　武艺体仁保养术的启源

中华武艺体仁保养术是《中华武功体疗大全》的系列之一，其主要归纳武功中精、气、神三合一的整体观念，即天地人统一的生物信息观察、类比、临床实践等演绎的综合功能。

中华武功体疗学科中说："人类医学大致分为自然医学（发展阶段）和感性医学（经验医学阶段）以及被动医学。"

其一，人类医学第一个发展阶段，是自然医学发展过程，此时，古人对人体自我本能的所谓"医学"，完全依靠自身在天地间独有的抵抗能力，祖辈世袭生存延续而兴在大自然丛中。

其二，人类医学第二个发展阶段是"感性医学"经验医学过程。根据历史记载，距今三千五百年左右出现了古罗马医学、印度医学、巴比伦医学、中国岐黄医学。不难看出，这些医学文字等的出现，都是从漫长的实践出真理而发展的医学，令后辈可敬。

其三，人类医学第三个发展阶段是理性的"被动医学"过程，即用药来抗病作为主体，这样机体由此变为被动状态，也就是说"药物的化学结构是药物疗效的唯一决定因素"。从此，人类医学成了以外力替代人体自身抗击与抵病，而人体的本能抵抗力，因闲置而逐步下降。导致数万年来由生物进化而完善人体生态和动态平衡的稳态一落千丈，人类机体"内环境"体质质量日趋下降,抗病免疫能力越来越差劲。

这正是武功体疗学所曰“不用则退”的必然结果。同时,由于病原微生物(病菌、病毒)得益于抗生素等化学药物长期给予的锻炼适应,而人为地锻炼了病菌、病毒的抗药性。这既是社会医药文明发展的负效应,又是大自然对人类的报复,相应的导致了人类机体“外强内弱”的被动状态!这是人类医学发展“急功近利”,忽视对人体“内环境”体质质量加以保护而导致少年、青中年患上老年病和不少青壮年长年服药的结果。

纵上三过程发展,人类必然向第四个医学进化,那即是理性的“自主医学”之道。就是从激发、化解、调动、提升细胞活力和抗病祛邪的“自主医学”。

笔者在海内外经过长期调查研究表明:好多病人未病与原病,都是因长期过多滥用药物,加之饮食不科学和缺乏必要运动,造成人体质量不容乐观。在临床发现,不少青少年患上了高血压、高血脂、脂肪肝,还有中年人患上老年病的心脑血管症、糖尿病等,患者比例逐步增多。一九九九年世界卫生组织在第五十次大会上提出,将医学模式从过去的“以治病为中心转移到以防病为中心模式上”,也以此产生了平衡医学理论指导治疗疾病的新趋势。我继承了前辈们秘传的武功体疗术的点激疗法,具有不用针药而安全奏效,以指代针、以掌代药、以拳代椿,取穴少,点激神经渗透力强的奇效。以简便、花时少、疗效快而获得了独步称魁的声誉,因此被誉为以手代械的“手术刀”,从而达到疏通经络,调畅气血,调节人体经络功能。如果人体经络一旦畅通了,那么气血运行就会随波逐流到五脏六腑自然润濡,得以康复而战胜疾病,起到标本兼治,双向调节阴阳平衡的功能。正如武医曰“人之生命,气血融通,如遇失常,百病而生”,唯有气血平衡,方能延年益寿。这就是“气旺则血行,气滞则血淤”的道理。

平衡就是健康,点激疗法本着人民的第一利益就是人们的生命与健康为要旨。如果人们有两三分饥寒还可以挺过去,还会有更好的明天。但是,如果生命丧失了健康,那就再无回头了。当然,其中还不可缺少自我保健和科学运动,它是维护人类机体内环境平衡的重要手段。这填补了世界传统临床医学与治疗医学史上空缺。它是传统医学引导的结果。在这里向读者说明的是,抗生素等化学药物是医疗人体疾病的重要手段之一,但只有在人体对抗自身疾病有问题时,如对细菌及病毒性疾病的治疗,万不得已,才加以利用。

经笔者创办的“疲劳症和过劳死”实验室科研实践证明,天然防御能力的“自主疗法”和抗生素等化学药物的“被动疗法”,和而用之,两者兼顾,主次分明,科学调配,方能成为“里应外合”,内外夹击的医疗战略之妙方,从而大大减少抗生素等化学药物使用对人体带来的副作用和降低病菌、病毒的抗药性,加快疾病痊愈。这对维护增强人体内分泌功能、代谢功能等自然平衡,具有重大现实意义和深远的社会效益。

因此它产生的原因是:

1. 自然规律所决定。

2. 时代发展的必然产物。

3. 传统医疗改革的需求。

4. 恰好符合21世纪电子效能时代“细胞分子医学”的要求。

总而归一,旨在一个系统的干预过程中,运用武艺体仁保养体验与点激疗法调适的诸种形式来驱除动力的治疗关系,从而使被治疗者达到康复焕然转机的目的。把临床实践与学术创见有机结合起来,形成人文健康学的灿烂宝库。

中华武功体疗学科有别于西方医学针对性攻击治疗方法,由于所处地域、环境、时代的差异,决定了对各事物认识和接受的异同。

这是落实科学发展观,建设创新型国家,自主创新的产物,而进一步改变了西医头疼医头、脚痛医脚的单靶疗法,打破了几千年沉寂点激的禁区。这对于传统医学是一大贡献和进步,对于造福人类,节约医药费开支和健民强体的意义不可估量。正如军旅干部、体育专家郭宪玉先生说的:“健康可以创造财富,但财富难以换取健康,健康才是人生第一财富,所以说没有健康就没有财富,愿做健康的捍卫者。”

随着经济全球化带来多元文化的相互交流和不断扩展,武功点激疗法开始全面走向国际,因为目前已有的疾病没有完全攻克,新的疾病又在不断的出现,医疗费用不断上升,许多发展中国家和发达国家都有重新关注传统医学的科学发展，尤其临床分科越来越细，专科专病与我们渐行渐近，而武艺体仁保养术的点激疗法，是中华武功体疗学科发展基础，亦是发挥优势最有效的康健途径。

目前中华武功体疗已广泛运用于内、外、伤、运动等科治疗，取得显著成效。特别在活血理气、消肿止痛诸方面都有独到之处。但不能满足于现状，因新的病种不断出现，促使笔者不断向辩证论治施术的方向探索研究新课题，使之更加完善成熟，直至攻破，这才是笔者毕生的追求。

第二节　重视生物钟规律

上海鸿博养生艺术院通过科研实践论证：人体是一个繁杂的多层次有机体，武艺体仁保养术在实践中因人而异、辨证施治。只要应用恰当，对优化情绪与性格、涵养道德、增进心理、开发潜能、抵御邪魔等，均有独到之功。

大凡体弱者致病，身强者驱病。众所周知，英年早逝有之，而百岁尚健者，亦比比皆是。武功体疗认为：体内两大平衡，即神经系统的心态平衡和饮食的新陈代谢平衡。若不平衡时间长了就会导致生病，走向早衰，可见人的寿命，亦有长短。人类之初，没有医学，人们为了解脱疾病而争取生存，探索一些治病方法，随着治疗有效其术得到验证并得以推广成为规律。

自人类进入文明社会以来，就一直寻找着健康长寿的秘方。然而人们不断从自然界掘取生产资料以滋养自己的身躯。随着生产工具、生产能力越发展，从自然界掘取的生产资料就越丰富，社会就不断进步，人类的生存环境、医疗条件就越舒适，越优越，人们的自然寿命也会绵延长存。

我们祖先早在两千多年前就认识到：人皆有命，即指产生生命体最初刹那(出生时间)的干支五行注定，规定了人们的内在本质的东西。运指人生曲线，即生命历程中所经历过的五行轨迹，规定了这种内在本质怎样发展的过程。

因此人的生理机能和病理变化与环境、时间关系很密切，提出了“人与天地相参，与日月相应”的观点。生物的生存和发展，必须与环境的周期变化相适应，正如中华武功体疗学科所说："因而大以成大，小以成小，大之而立天地，小之而悉秋毫；浑然太极之理，无乎不在"。动则养生，静则养心，所以人生和宇宙都是太极，宇宙是一个大的太极，人生是一个小的太极，生物各自有太极，太极有着一致的运动变化形式。在此基础上，古代创始了子午流注学说。人们发现，人体气血在经脉中周流规律，如同太极运动形式一样，气血流注到某条经脉某个穴位有一定时间性，在一定的时辰取一定的穴位治疗该经该脏腑病症比较容易获效，感应也较强，效果也相应提高了；相反，过了一定时辰，气血流注到其他经脉穴位，再用原来的穴位，治疗效果就差，感应就弱。武功点激疗法也特别强调治疗的时间性，以顺应人体正常的生物钟规律。这是武艺体仁保养术中点激效果明显的重要因素之一。

一、子午流注的起源

子午流注最早的记载见于祖国医学的巨著《黄帝内经》中。如：人体五脏合五行。五脏六腑共有十二经脉，每经各有一络脉，再加上脾之大络和任督二脉，合计为十五络脉。这些经络的气血循行出入于人体上下手足之间，流注于五脏，复从五脏归于脏腑。"人体气血有一头，日夜行走不停留"，概述了经脉气血像水流一样流行灌注，周而复始。正因如此，笔者认为：整个人体就是一个五行阴阳调和的组合体。如五形中任何一方偏强，都会影响到其他四形及整体。中华武功体疗学科之疗效如神，就因其对五行运用自如。

二、子午流注的意义

"子"、"午"是对应的两个名词，古人曾经用它来表示水、火、南、北，亦可代表冬夏两季，或作为记录半夜和日中两个时辰的符号。通常引用这两个字来定名的也不少。如天文学家所用的子午仪，测量时所作的子午线等。顾名思义，子午二字无非是表示相对的关系。在这里，子午是指时间而言，它们是十二地支中的第一数和第七数，子为阳之始，午为阴之始。如以一年为例，子是十一月，午是五月，冬至在十一月，夏至在五月；以气候言之，子时寒，午时热，再以一天来说，子为夜半的23～1点，午为中午的11～13点。

可见子午是阴阳的起点与分界线，是代表十二地支阴阳的总称，含有阳极生阴，阴极生阳的意义。

“流”、“注”二字，流指水流，注指转注。《诗经》上曾经说：“如川之流，丰水东注”，意识是流注乃形容水的行动。在这里是将人体气血的循环比作水流从子至午，或从午到子，随着时间的先后不同而流注于人体各部。

三、子午流注的临床应用

试看气候的变化形成春夏秋冬，情绪的波动出现喜怒哀乐，地球上有河、海、山岳之错落，人世间有祸福凶吉之转化，可见任何事物永远处于相辅相成的变化之中。变化时事物存在和发展的现象和方式。这种无休止的变化现象，也可以称之为节奏现象。变幻莫测，呈现五彩缤纷的花花世界，就是“节奏”表演的大舞台。

1. 武功点激与四时变化：

地球居于太空之中，由于地球自身不断自右向左上下旋转及绕太阳不断运转，使太阳对地球的直射位置发生改变，这就产生了春、夏、秋、冬四个不同季节。由于自然界的阴阳消长、气候的变化是无休止的，五天一个小变化为一候，一年之中三百六十五天分成七十二个候，三候之中则有一个较大的变化，这就产生了二十四个节气。

不同的季节变化，人体气血的盛衰和循行部位也不同，春气在经脉，夏气在孙络，长夏在肌肉，秋气在皮肤，冬气在骨髓。我在临床治疗实践过程中，点激手法及部位和深度，必须随四时之所在，手法重则伤人，轻则无效。如：

春气在经脉，武功点激必须循其经脉之干线，或取干线上的腧穴，不得偏离，运用武功中滚、弹、振等渗透力强的手法。

夏气在孙络，长夏在肌肉，秋气在皮肤，要结合武功点激手法要轻揉，用抚、摸、摩等发气于内、用力于外的手法。

冬气在骨髓，可运用武功点激中的重点如扳、拉等手法。

2. 武功点激与时辰变化：

我长年累月在点激治疗中探索发现，同一病人用同一手法，但在不同时辰治疗的效果就不太一样，这也是由于经脉气血流注的影响。

油然而生在治病时，好比就是同样的人处于环境所造成出来的人也不尽相同，这也许是每个人的内在特质其阅历的不同所致吧。在这个风云的世界上，有人能成将帅之才，有的只配士兵之料。就体质而言，有人英姿飒爽，精力充沛，而有人气血云虚，弱不禁风。但弱者可以变强，同样成为时代的骄子。只要辩证的正确对待，因人而异，采取科学的应对措施，就能达到忧患皆消的目的。

十二经脉气血流注周期是：寅时3～5时流注于手太阴肺经，卯时5～7时流注于手阳明大肠经，辰时7～9时流注于足阳明胃经，人生也是这样，从早晨洗脸开始，到晚上洗脚结束，一天、一周、一月、一季、一年，不知不觉的到了终生。大凡都说人生有几道坎和关口难过，即喜寿(77岁)是人生的一个转折点，米寿(88岁)是人生的驿站，白寿(99岁)是人生的一扇窗户，纪寿(100岁)是人生的一个港湾，最终通向仙寿(120岁)是人生中太平洋彼岸。从中得出启示，一个人学点知识并不难，难的是一辈子求知创新勇攀高峰、自强不息。那么，生命永远掌控在你手中。

第三节　点激术对人体生理的功效

一、武功点激术对人体功能的作用

武功点激术是在先辈们的传统练功和点穴的基础上逐渐形成的一种新颖治疗方法。它从人体的整体观出发，运用辩证施治的原则进行各种治疗。武功点激术有别于传统推拿点穴，采用各种不同的武功体疗中“点激手法”，达到“知其体相，识其部位，一旦临症，机触于外，巧生于内，手点心会，法从意发，激活生机”。它亦是通过吐纳和自我身心意念的修炼达到补足元气、打通经络的功法，医者先给患者的病灶以内气外发，然后进行点激，从而达到防治疾病的目的。

1. 改善神经系统的调节功能

笔者临床研究发现：神经系统综合自身内环境和外环境的信息，恒常无形指挥全身生理协调，这种无形协调功能称之为精神意识，简称神。人们可以通过意识，体察全身有无微弱的痛、痒、酸、麻、冷热、饥饱等感觉。

武功体疗师给患者施以内气外发点激术后，随即运用各种手段，对人体组织加以刺激，使机体病变部位产生反应和适应，以达到治愈的目的。这一过程都是在神经调节控制活动下进行完成的。神经系统是人体活动的主宰，人体和自然环境发生关系来进行活动。所以自然环境对人体的影响，神经系统的影响是很大的。

人体是依靠自然的各种因素的相互作用而生成，并和各种因素的变迁一样，有规律地完成其生命活动过程。这个过程中人体的神经系统调节与控制更为重要，各种环境因素对人体的作用，使人体的活动适应于环境，使人体内外环境达到平衡。如七情六欲病源论，点激术就是根据这个特点来治疗的。如风湿症就应防止风寒侵入，以保温为原则。若在体质虚弱的情况下，外邪会再度侵入，加重病情的治疗困难。故在热天因肌肤濡柔，治疗效果来得快。如冬天治风湿，效果就慢。

2. 调整气血促进新陈代谢

中医理论中的"营卫气血"对人体功能的维持是很重要的。《素问·脾论》："营者，水谷之气也，利用于五脏，酒陈于六腑、乃能入脉也。卫者，水谷之悍气也，其气疾滑利、不能入脉也。故循皮肤之中，分肉只见，熏于盲膜，散于脑腹。"即营卫之间上下相通、内外相贯、周身循环不息于人体，使气血畅通，以维持人体的正常功能。推拿可以使病变部位气血调和，改善氧化条件，促进新陈代谢，使病变部位得以康复。故气血不足发生障碍，《黄帝内经》说："通则不痛，不通则痛。"指的就是卫气如果运行缓慢，就要影响营血的循行、外邪就会趁虚而入。

3. 发展身体的代偿功能

武功体疗专家研究表明：病邪使人体的功能活动发生障碍。但人体的整体对这种损害的反应绝不是被动的，依靠代偿作用，尽量使功能恢复。练功或点激体疗有助于发展身体的代偿功能，如对肺气肿患者利于呼吸体操或经按摩胸腹呼吸肌，加强呼气肌的力量，可弥补肺组织弹性不足。

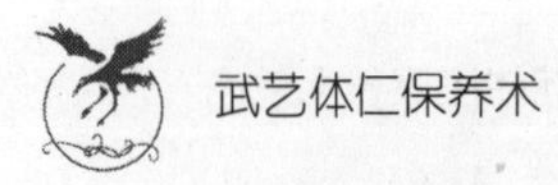

二、运用医学有关点激术治疗的理论

武功点激术对人体作用的基础是机械力，它对人体引起的反应是错综复杂的。现将对皮肤、肌肉、体液和神经系统的影响分述如下。

1. 皮肤、肌肉

武功点激术首先接触皮肤。皮肤有丰富的毛细血管网、淋巴管网和神经末梢网，还有皮肪腺、汗腺等，是人体对外界的接触面，具有保护、代谢、吸收、调节体温、感觉传导等功能。点激术的作用能清除皮肤衰亡的上皮，改善皮肤呼吸，有利汗腺和皮肪腺的分泌，增强皮肤光泽和弹性。

上海扬子江武功体疗院科研人员分析：武功体疗点激术可提高肌肉工作能力和耐力。如疲乏的肌肉 5 分钟的点激疗法后，它的工作能力可比原来增强 5 倍。此外，还发现点激术的轻重可以加速肌肉代谢产物的排除，能很快解除肌肉肿胀、僵硬和疼痛等现象。点激术对肌腱、关节的影响也很大，增强了韧带的弹性和活动，促进关节骨液的分泌和关节周围的血液和淋巴循环，能消除关节的囊的挛缩和肿胀，使关节部位体温升高，有利于关节障碍的消除。

2. 体液

人体内的体液顺着血管和淋巴方向，由上向下点激能加速血液和淋巴的循环。四肢向心点激能促进静脉血回心。由于点激后肌张力松懈，引起周围血管扩张，降低大循环的阻力，从而减轻心脏的负担。如对高血压患者进行腹部或下肢的点激，能使血压下降。点激可挤压淋巴管，促进血液循环加快。由于血液和淋巴管的改善，因而能加速病患者组织水肿及病变产物的吸收。

武功点激术后血液成分也有变化，白血球增加，白血球分类中变化可观察到淋巴细胞比例升高，中性白细胞比例相对下降，有利于免疫功能的提高，白细胞的吞噬能力及血清中的补体增加等。红细胞在点激术后也有增加，这是由于点激术后引起血液的重新再分配之故。

3. 神经系统

武功点激术的防治作用，很重要的一部分是通过神经反射，调整人体一系列的综合反应来完成的。点激术既可以引起神经兴奋，又可以引起神经抑制，调整人体的兴奋和抑制过程的平衡。临床上常遇到一些头痛头晕的病例，施以推、揉等手法，症状即可缓解，自感神经轻松愉快。运用同样的手法，只是轻而慢节奏的反复诱导，则可入静催眠，起到抑制作用。要运用科学方法，对症疗之，病会根除的。

第四节　独特的武功点激神经回春术

著名哲学家尹继佐教授曰："本能是人生存发展的根源"。人类源于世界中的一切，首先靠的是人类天性本能（记忆、思维、感觉、运动等），然后靠自然界，靠人类自身最重要的能力是基础，其他能力却是通过它产生的。

唯有生命体在生活环境的适应中，不断完善自身的生理功能和结构，当环境的刺激超过适应能力时，会产生通性适应而退化，甚至消亡，这是亿万年生物进化史所证明。

武功体疗学科是中华民族数千年来先民们为了健康的生存，在与病魔做斗争中发明、传承、发展、创新的一门科学研究。而点激疗法博大精深，内容浩如烟海，是取之不尽、用之不竭的健康医学宝库，给予当今世界人们健康带来灿烂的福音。

有一种动物——刺猬，冬天为了相互取暖，靠的太近，刺着彼此，太远，寂寞又寒冷，只有距离合适，才能相互取暖又不被刺痛。点激疗法也是如此，在治疗中需要寻求一种最佳的经络空间尺度，才能使得治疗从中奏效。这应验了 2500 年前古希腊的哲学家、数学家毕达哥拉斯的观点，他发现了在两点一线之间存在着一个最完美的点，那就是黄金分割点。武功体疗学科中也提到："刚柔相济，进退有法，增之一寸太刚，减之一寸太柔"。进一步表明了内气外发的寸劲，皆要恰到好处，把握住点激的尺度，方能在临床实践中寻求至善至美之极致也。

人是有生命的，动植物也是有生命的，山川、大地、河流都是活的，它是有机的，人的穴位，是气出气进的通道，是生气最旺的地方，人也是浑元一气演化的结果，自然需要天地之气来给养。

第一要有好的身体素质来带脉运气，这是先决条件。

第二要有好的得法来养气、藏气，这是后天条件。

人与自然的天地之气，已经提到了，那就是万物生于气，呈现出气息纷呈，而本质上却是一息一气相通。所以，万物尤其人与自己的生存环境，可以互相作用，交通信息，互相感应而带来融会贯通。

武功体疗曰："点激疗疾患，必知也"。假设把人体作为田野，那么穴位好比田野里的渠道，如田埂受阻不畅了，污水就会横流成灾。穴位也是一样，哪里不通了，哪里就会出毛病，把它点通激活了，气血自然融汇回春了。要有"闪电在雷鸣之前，治疗在行动之前"的观点。

大凡生病普遍采用吃药打针的常规疗法，如严重的话，恐怕就是手术了。而武功体疗就不一样，殊不知人体上都有自我防御的诊断与治疗全身疾病的经络系统，部分病症借助点激疗病而不药治愈。

如一个人突然晕倒了，用武功意念达气感，点激"人中""合谷"等穴(图1－4－1)而激活苏醒。心脏病骤发，武功体疗通过内关、人中等穴(图1－4－2)来调节气血运行。伤风闭塞，武功点激采用"迎香"等穴位(图1－4－3)来化解舒缓。

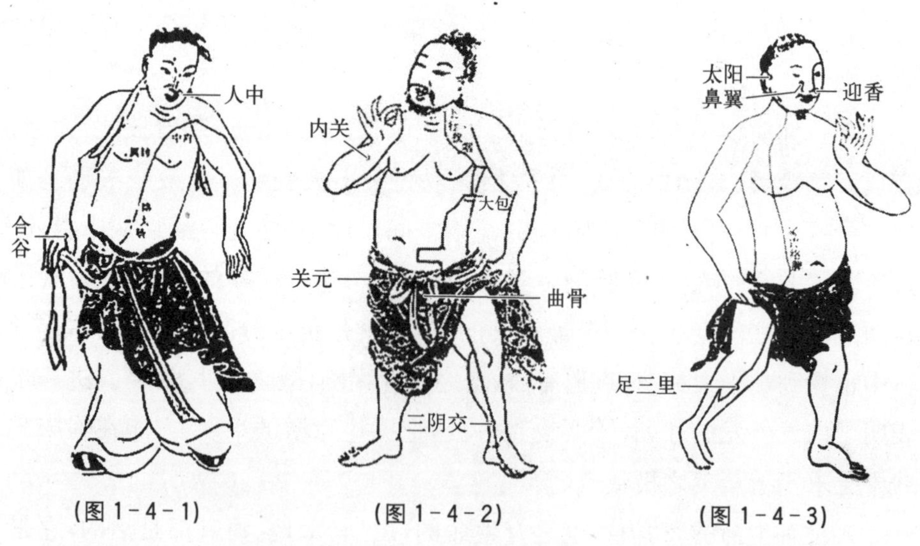

(图1－4－1)　(图1－4－2)　(图1－4－3)

因此，穴位好比分布在经络运行轨道上的附着点，是疏通疾病的金钥匙。

点激神经疗法，主要通过武功的内气外发，释放于病人穴位及神经而产生奇特反射作用，具有促进血液循环和新陈代谢功能，以加速患者修复功效，从而达到气血流畅、活血化淤、疏通经络的目的。它的物质基础是神经系统，用指禅点激人体经络中的末梢神经，可以产生神经冲动，这种以生物电表现出来的能量质可以作为人体自身调节的动力。大脑能分辨出来自皮肤不同部位的神经冲动，并把它变成正反两种调节力量，以此来改变某个器官或组织的运动状态。武功体疗利用这个原理，去影响人体的任何一个部位，使它保持相对的平衡和稳定。由此证明，人之所以生病，是因为五脏这种统一性失去了平衡，而点经的作用就是刺激人体的经络气血，调和生理，以此起到“驱邪赶魔”的目的。就笔者导师为例，虽过花甲又四，经体检，如40岁壮年一样，面部光泽，脸色红润，头发乌黑，肌肉丰实，声如洪钟，精气神十足，每晚以功代睡5小时足矣，练起武功生龙活虎，能抵三四个小伙而不在话下。事实证明，武功体疗的艺术养生能够促进五脏精气通畅的反应。无需吃药打针，疗效独特，令人叹为信服。

第二章 点经要术

第一节 经络之源

中华武医学认为:“所谓疾病,由脏腑的阴阳失调所致。”分而言之,就是大自然赋予人类的“自然进化免疫机制”失衡所致。而武功体疗师在点激诊治主张“扶持自卫机制”,确保总体阴阳不致失衡,靶向调节防治疾病的自然康复力。而西方医学治病,只是对抗疗法,用“保卫、剿灭”的战术,介入药品,靶向杀死病毒、病菌,维护提高回复健康度。这样导致如同“割韭菜式”方法,长了再割,永无休止。笔者深感到:武功体疗师是人类康复的工程师,因而武功体疗师的灵魂是纯洁高尚的,用独特的点激术和美好的武德语言,亲切行动来治疗患者而得到显著的疗效。

经络虽无形质可见,而确有实在作用。按当时老子以目之所见者为有,其所不见者为无,尚不知大气中更有好多元素。

经络产自经筋,由两条经筋夹成一条经络,就像是两座山夹着一个河谷,两个岸夹着河流一样。在解剖上只能提出经筋,而两条夹缝中产生出经络。譬如“房屋墙壁有裂缝,外可入风,内可通气,内外交通,作用明显”。人们都知道这个道理,如果将这房屋拆毁,那么可以看到砖头和木头,都有形状可考证,但在没有拆毁房屋以前,大家都看见墙缝,却不知道其中到底是由什么构成的。经络在人的身上,也是这样的。而点激疗法就是寻经取穴位，都在两筋的夹缝之间找源头。

点激的感觉为什么会不一样呢？这就好象盖房子一样，以钢筋打地基，再铺上木地板，当刺到铁筋就会发出金属的声音，点中木板发出木板的声音，点中土那么就不会有声音。所以，想要知道经络是什么，必须先知道经筋。从来大多医生急于救疗，所以研究经络的人比较多，而讲求经筋的人很少。致使懂得针灸的学者，对于经络来说，只知道它是起什么作用的，而不知道为什么是这样的。要做到"一根灯草，无二心"，实为不易。

从人体机构剖析的经络来说，它是联系人体表里内外、四肢百骸、五官孔窍、脏腑筋膜的通道。凡人体营卫之出入、气血之流通、津液之化行、气机之升降……无不通过经络之路进行来实现。人体手足十二经脉，各经脉属一脏或腑，如手太阴经属肺，手少阴经属心，足太阴经属脾，足少阴经属肾等。故经络之病可累及脏腑，脏腑之病又可从经络反应出来。

地球磁场对人类健康有着密切关系，当地球磁力方向和强度突然不规则的变化时，就会影响人体的生长和健康。武功体疗学认为："磁是人类继阳光、水、空气之后的第四生命源。"也就是说，人类生活在地球这个磁场的生物圈内，既依赖天然的磁场的恩赐和保护，又在生命繁衍中形成了自身的磁场，以适应磁场环境来增强身体的免疫功能。养生艺术曰：现代生活往往造成人体磁力不足，比如居室里摆放的电器都不同程度地遮挡了大自然的磁力。在这种环境中生存，久而久之人体会出现"磁缺乏症"。这样人体长期缺乏磁就会引发各种疾病。如细胞缺乏磁会加速机体的衰老，血液缺乏磁就会增加粘稠度，从而导致循环神经、泌尿及消化系统发生病变。综合结论，自然磁场环境的消弱会严重影响人体的健康，招致各种疾病的侵害。

经络的基本病理，一言以统之，虚、郁而已。虚，常指经络中及其络属的脏腑营卫气血或津液不足，不能濡润温养所联系的形体器官，以致功能低下，当升不升，当降不降，当化不得化行而引起种种病症。郁，常指经脉为气、淤、痰、水、寒、湿或其他邪气所阻滞，致使经脉的流通障碍、运行逆乱，或当行不行，或升降反常而为病。而且经脉的阻滞或损伤，又必然导致经脉所布之形体器官的气血津液虚乏，而失于温煦和濡养。故全身性经脉之虚，多由整体性气血津液不足所致，而某一二经脉之虚，实际上是由经脉之郁引起，所谓经脉之病实指后者而言。因此，注重一个“郁”字，抓紧一个“通”字，则经脉病之大要明矣。

第二节　指禅功点激的镇痛奇效

中华武功体疗学科曰：“人的疾病是阴阳逆乱的罪魁祸首，而点激神经疗法能治多病之说。”

论气血，气为血之帅，血为气之本，治风先治血，血行风自灭（风湿、关节炎）。

人生若失去精气神、阴阳失调，就会导致未老先衰、五脏俱废。

人的一生对疼痛的感觉是非常深刻的。痛这个字代表着苦难、疾病、创伤所带来的影响，它实际上是人体对某种刺激产生的心理和精神的反应。痛给人们以消极方面影响，也还有积极的方面，那就是人体以痛的信号告诉自身某个部位发生了危机。

疼痛是神经系统的一种活动形式，人们在实践中发现可以用各种不同的另外的刺激形式去消除疼痛，这些形式同样是神经过程，它是以一种形式的神经冲动去抑制另一种形式的神经冲动。

我们对疾病引起的疼痛认识是：绝大部分痛的产生，原因不在神经本身，而是它所支配的组织和器官受到劣性刺激时发生的危机信号，通过神经表达出来，而神经自身的危机也可以这种方式表达。例如：胃痛是由胃平滑肌痉挛收缩或是胃酸刺激胃壁和胃内充气、压力升高对胃刺激的结果。它是通过神经系统感知胃痛。但胃痛，首先是植物神经调节障碍，副交感神经兴奋性升高引起，医生能以各种手段消除各种刺激因素，胃痛就会缓解或消失。即或是神经系统自身受到损伤时，疼痛产生的原因也是周围环境对它的影响，例如：患神经炎时，由于急性充血，微循环改变，物质代谢改变，毒素的聚集刺激引起疼痛。当神经发生蜕变时，那里出现血液淤滞，代谢障碍，毒素聚集刺激神经引起疼痛。用保健针刺激改变病变部位的微循环，很快就可以消除疼痛。不同的治疗方法镇痛效果和机制是不同的。使用药物阻断痛觉冲动传导或使中枢产生抑制，不能长时间止痛，因而它不是治本方法。

笔者在临床就诊中，发现在白领一族中，手腕疼痛、颈项疼痛、腰背痛，这些看似不起眼的小病。正成为越来越多人的烦恼。但只要你自我寻找并点激一下穴位，可除疾患无疑。

● 手腕痛一族

“腕管综合征”，俗称“鼠标手”，白领、金领们长期固定在一个姿势或反复做同一个动作，就会出现手指的活动受限、手掌麻木、疼痛等症状，最终形成腕管综合征，用意念传导气感而点列缺穴、养老穴、外关穴(图2-2-1)即可。

● 颈痛一族

一般人认为颈椎病无非是颈背疼痛，没什么了不起。殊不知颈椎上承头颅下接躯干，神经血管分布交错密集，处于人体神经中枢的重要部位，还是脑血循环的必由之路，故而是人体事故的多发地带。一旦发生疾病，必然会影响到心脑血管和中枢神经，造成各类颈源性疾病，可谓牵一发而动全身，用意念传导气感，点风池穴、肩井等穴(图2-2-2)即可。

● 腰背痛一族

姿势决定腰背部是否健康的重要因素。错误的姿势是引起腰背部病变的主要原因，通常会导致脊柱的骨和关节过早发生不可逆的退行性病变，引起肌肉不均衡和紧张，还会使韧带松弛或绷的太紧，所有这些都会引起腰背部疼痛，用意念传导气感，点肾俞穴、命门穴(图2-2-3)即可。

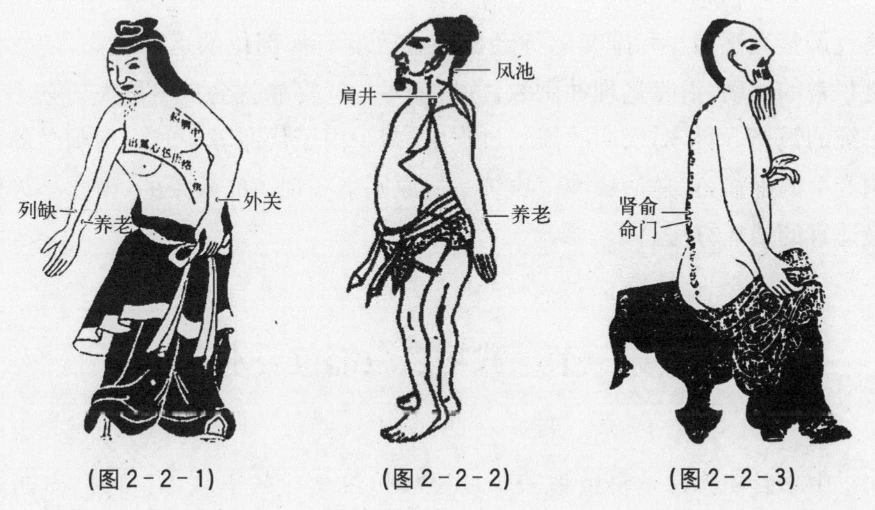

(图2-2-1) (图2-2-2) (图2-2-3)

● 不良姿势引起疼痛

长期重复性的动作或长时间工作的不良姿势造成疼痛，会影响腕部血脉、颈部骨骼、背部和腰部的肌肉等，直接导致颈椎病或腰肌劳损。而被往往和多度焦虑、工作压力大有关。同时，疼痛又使人烦躁、忧郁，轻微的可能影响工作和生活起居，严重的还甚至可以让人产生轻生的念头，多次疼痛可能给人留下严重的心理障碍，继而引发心因性疼痛，或转化为长期慢性病。因此在日常生活中，不良的姿势，例如：不正确的坐、立、行及睡眠姿势，长时间伏案阅读、书写和看电视、上网，在办公室里长时间坐着的工作方式，不正确的搬运物品，长时间驾车，家居生活中工作台面的高度过低，琐碎的家务事以及运动损伤等都会引起腰背部疼痛或加重腰背部的临床症状，强调点激独特疗法采取心身兼治、内外合一的施治，能获得良好效果。从而达到疼痛远离患者使健康相伴一生的效果。

● 疼痛要治不要忍

任何疼痛都不能忍，一定要治疗，通过治疗可以排除或降低这种疼痛病变的危险。实践经验分析，人在出现即兴疼痛时，是最容易治愈的，经济负担也小。一旦即兴疼痛得不到及时治疗就会小病变大病，或转变为慢性疾病。专家建议，如果感觉暂时性的颈痛、背痛，没有频繁发作，就无须过分紧张；如果是反复多次的话，如颈肩部背痛可以先到武功体疗疼痛门诊部听取武功体疗师建议，视情况采用神经治疗或点激疗法，可使疼痛得到缓解。

大量的临床实践证明，点激对人体任何组织和器官发生的疼痛，都可以通过调整交感神经和副交感神经机能去改变有病部位的运动状态，使它恢复正常的运动，消除病理性刺激，危机信号——疼痛就会自然消失。它不是单纯的镇痛，而是对疾病的修复过程中，减少由于代谢障碍时病理刺激的影响产生的疼痛，它是治病和镇痛统一的原则下实现镇痛效果的，因此是人体最适宜的镇痛方法。

第三节　武功点激部位要术

中华武功体疗学科植根于华夏民族传统文化的土壤中，特别“点激疗法”已形成了独具一格的智慧丰富的武医学体系。拯救病患者重获新生，它的原始内涵以救人为本的精神，是发挥本身特色和发展规律，落实科技自主创新之路的方向所在。古为今用，历史是有局限性的，但不影响人们追索它可利用的价值。随着人类对于治病机理的深入认识，已从辩证论治到辨病论治再到辨位论治，直到辨性论治发展的过程。

所谓辨性论治，则是通过借鉴人类临床经验而根据纵向践行层面的统一性与对应性来科学施治疾病。这一创新和应用，无疑为人类治疗疾病带来新的生机。

指禅功是通过点激人体穴位和皮质中的末梢神经发挥功效的。治病中引起的各种体内变化，都是人体在接受指禅功点激后神经系统反射的感应结果，因此在了解点激疗法的机理时，先要重点复习人体解剖中的神经系统和人体生理学知识，它的重点是与神经系统有关联的人体器官的各种运动。有了这些知识，并联系临床实践，才能正确掌握点激疗法。

为什么有些人伤风感冒，坚持二三天就顶过去了，为什么皮肤被划伤了一个小伤口，几天后伤口就自己愈合了？原因在于人体内存在着抗御和免疫的自愈能力。而武功体疗采用“如汤泼雪”之法，打开疾病自愈潜能的开关——点通激活要穴功能，疏通经络来疗病治疾。

神经系统在人体中占有极其重要的地位。它是独立的结构，但它几乎与身体的每一部位都发生关系，指挥着人体的各个器官及各种组织的机能活动，协调它们的运动，保证人体成为一个完整的统一体；另一方面使人体环境与外界环境发生关系，保持身体内外界平衡。

然而点激人体每一个部位对人体各个组织和器官都会产生运动加强或运动减弱。当人体患病时不是这个器官的运动太过，就是那个器官的运动不及，这些错综复杂的运动变化以疾病的形式表现出来。经过我们对病人治疗后，他的病渐渐好转或痊愈，点激哪一个部位，主要能治疗哪几种疾病，应对它有一定了解。先了解分割的人体知识，然后把许多分解部位用神经系统的解剖和生理知识将它有机的联系起来思索和运用，经过反复实践，做到熟练的掌握这些内容时，自然会运用自如，当你对它融会贯通时，人体的一切基本运动就会操在你手中得心如意了。

当然，武功点激体疗师本身应具有强壮的体魄，功力深厚，无坚不入，聚精、气、神于指尖，柔能克刚，将内气外发于患者体内，使其有“得气”感，无疑给人加快奏效的节律。达到神形俱备，集功力于指端的境界，魅力无穷。

武功点激部位：

一、头部

1. 颈顶部：

(1) 划分范围和点激方法：以前发际为起点，再以正中线为中心，从前面向后面，在两侧各点激。

(2) 神经分布：三叉神经第一枝、枕大神经。

(3) 植物神经效应：副交感神经效应。

(4) 功能：安眠、镇痛、镇静、生发、调节内外机能活动。

(5) 范围：头昏、头痛、脱发、耳鸣、失眠、记忆力减退、语言障碍、脑血管疾病。

2. 枕部：

(1) 划分范围和点激方法：起自头顶部之后向下至后发际，以正中线为中心，从上向下两侧各点激 4——5 行。

(2) 神经分布：枕大神经。

(3) 植物神经效应：副交感神经效应。

(4) 功能：同上，并有通鼻、明目作用。

(5) 范围：同上，还可治鼻炎、鼻窦炎、眼疾。

3. 前额部：

(1) 划分范围和点激方法：在前发际下、双眉上，以正中线为中心，向两外侧点激 3—4 行。

(2) 神经分布：三叉神经第一枝。

(3) 植物神经效应：副交感神经效应。

(4) 功能：同头顶部。

(5) 范围：头面部疾病，如头昏、头痛、失眠、高血压病、三叉神经痛、面瘫、鼻窦炎、眼疾……

4. 下颌部：

(1) 划分范围和点激方法：于下颌骨投影区，从耳前向下至胲部点激3—4行。

(2) 神经分布：三叉神经第三枝。

(3) 植物神经效应：副交感神经效应。

(4) 功能：安神、镇痛、聪耳。

(5) 范围：神经官能症、三叉神经痛、牙痛、口腔病、舌病、耳病、面瘫。

5. 鼻背部：

(1) 划分范围和点激方法：鼻部的背面，两侧各点激2—3行。

(2) 神经分布：三叉神经第二枝。

(3) 植物神经效应：副交感神经效应。

(4) 功能：通鼻、止鼻痛、止鼻血。

(5) 范围：鼻炎、鼻窦炎、感冒、气管炎、哮喘。

6. 耳部、耳周部：

(1) 划分范围和点激方法：耳部是指整个耳朵，耳周部是指围绕耳的周围。起于耳前下颌关节投影部位，向下绕过耳垂至耳后乳突部。在耳朵可选择某个局部点激多次，环绕耳周可点激2—3行，或于某个局部点激数次。

(2) 神经分布：三叉神经第一、二、三枝，耳大神经、面神经、迷走神经、舌咽神经。

(3) 植物神经效应：副交感神经效应。

(4) 功能：平脑压，抑制心脏活动，兴奋消化道，抑制肾上腺和甲状腺分泌，调节全身内外活动，明目、通鼻。

(5) 范围：治疗人体一切因交感神经兴奋增高引起的疾病，即：甲亢、脑充血性头痛，早期高血压……，治疗耳病、眼病、喉痛、口腔病、下颌关节病。

7. 头、眼部点激部位的初步运用

(1) 治疗面瘫时需要点激头、面部等刺激部位(除耳和耳周部位以外)。

(2) 治疗眼睑麦粒肿需要点激前额、聂部、耳弓部和上下眼睑部，麦粒肿周围。

(3) 治疗鼻炎时需点激鼻背部、颧弓部。

(4) 治疗牙痛或口腔炎时,需点激颧弓部、耳周部。

(5) 头、面部的特殊点激部位:所谓特殊点激部位是在病变反射区域发现阳性反应物,即结节、条索状物。这时就要在阳性反应物的表面做着重点激。例如:

(1) 两侧枕外隆突:为颅内、眼、鼻病变反射区。

(2) 眼眶部:为眼病、三叉神经、动眼神经,滑车神经、外展神经病变反射区。

(3) 两侧聂部:为颅腔疾病、眼病、牙病、鼻、耳病变反射区。

(4) 两侧眶的下部:为眼、鼻、鼻窦、牙、口腔疾病病变发射区。

二、颈部

1. 颈前部:

(1) 划分范围和点激方法:以正中线为中心,从下颌骨骼向下至胸锁关节之上方(即喉部两侧),从上向下两侧各点激 3—4 行。

(2) 神经分布:脊神经的颈神经 2—3 对(头皮神经)。

(3) 植物神经效应:副交感神经效应。

(4) 功能:平脑压、止头及面部血,降低甲状腺、肾上腺分泌,使头、面部血液流向腹腔,调节喉部发音器官机能,降低胸、腹腔交感神经兴奋。

(5) 范围:脑溢血、头面部创伤、炎症,急慢性咽喉炎、早期高血压,早期神经官能症,甲状腺机能亢进。

2. 颈后部:

(1) 划分范围和武功点激方法:在头的后部起自枕部下缘向下至胸椎第一节、由上至下沿脊柱两侧点激 3—4 行。

(2) 神经分布:脊神经的头神经 4—5 对。

(3) 植物神经效应:副交感神经效应。

(4) 功能:同颈前部。

(5) 范围:同颈前部。

3. 颈外侧部:

(1) 划分范围和武功点激方法:起自下颌骨角后方,向下至锁骨外 1/3

作一连线，在此线两侧 1 厘米的范围内（即宽度为 2 厘米区域）点激 3—4 行。

(2) 神经分布：耳大神经、锁骨上神经。

(3) 植物神经效应：交感神经效应。

(4) 功能：提高交感神经兴奋，降低副交感神经兴奋，对全身机能有调节作用。增加脑部、面部血液供应，使胸、腹腔血液流向脑部和肢体部，调节大脑的兴奋和抑制。

(5) 范围：昏迷、头昏、头痛、失眠、嗜眠、全身退行性疾病（如肌肉的萎缩、假性肥大，骨质增生和萎缩），一切由于副交感神经兴奋升高的疾病。如神经萎缩、耳聋、大脑萎缩、面瘫、横纹肌机能减退，气管炎、哮喘、甲状腺机能减退。

三、躯干部

1. 锁骨下部：

(1) 划分范围和武功点激方法：于两侧锁骨下缘各点激 2—3 行。

(2) 神经分布：锁骨上神经。

(3) 植物神经效应：副交感神经效应。

(4) 功能：调节气管活动，止胸痛。

(5) 范围：气管炎、哮喘、慢性咽喉炎、支气管咯血。

2. 前肋间部：

(1) 划分范围和武功点激方法：从胸廓前第一肋至第十肋构成的 9 个肋间隙于两侧，每个肋间隙点激 1—2 行。

(2) 神经分布：肋间神经。

(3) 植物神经效应：交感神经效应。

(4) 功能：调节肺与气管活动，止咳、平喘、化痰、止肺与气管出血、止胸痛、止心痛、调节心脏活动。

(5) 范围：急慢性气管炎、慢性咽喉炎、肺炎、肺结核病、哮喘、感冒、胸外伤、胸肋关节炎、肺气肿、肺心病、心绞痛、心肌能不全、心律紊乱。

3. 胸骨部：

(1) 划分范围和武功点激方法：于前胸廓正中，胸骨投影部位点激 2—

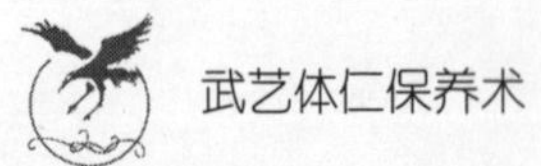

3 行。

(2) 神经分布：肋间神经前皮枝。

(3) 植物神经效应：交感神经效应。

(4) 功能：止咳、平喘、止胸痛。

(5) 范围：急慢性气管炎、哮喘、各种胸痛。

4. 乳房部：

(1) 划分范围和武功点激方法：于乳头周围的乳房部呈环状点激 3—4 行。

(2) 神经分布：肋间神经。

(3) 植物神经效应：交感神经效应。

(4) 功能：调节女性乳汁分泌、调节内分泌、消乳房肿块、炎症、止痛。

(5) 范围：乳汁分泌障碍，调节男、女性变声期发声障碍、乳腺炎、慢性乳腺病、女性性机能障碍。

5. 腹部：

(1) 划分范围和武功点激方法：自两侧肋下缘，沿腹股沟向下至外阴部的上方。

点激时由上向下或由左向右或由右向左侧点激，间隔 2—3 厘米点激一下。腹部又可分成剑突部、肋弓下缘部及上、中、下腹部，腹股沟部，根据病人的病情需要，选择一部分或全部部位点激。

(2) 神经分布：脊神经的胸神经 6—12，腰神经 1—2。

(3) 植物神经效应：交感神经效应。

(4) 功能：调节腹、盆腔各个内脏器官活动，止腹、盆腔出血、消炎、止痛。

(5) 范围：腹腔、盆腔各个内脏器官疾病，其中包括：胃、肠、肝、胆、脾、胰、输尿管、膀胱、尿道、卵巢、输卵管、子宫、前列腺、睾丸等疾病。

6. 外阴部：

(1) 划分范围和武功点激方法：心骨投影部位点激多次。

男性：两侧阴囊点激多次，阴茎点激多次。

女性：两侧大阴唇点激多次。

(2) 神经分布：脊神经的骶神经 1—2 对。

(3) 植物神经效应：副交感神经效应。

(4) 功能：提高性机能。

(5) 范围：阳痿、遗精、男女性机能减退。

7. 腰部：

(1) 划分范围和武功点激方法：

1) 腰部：腰 1 — 5 节旁两侧 3 — 4 厘米区域刺激 3 — 4 行。

2) 腰外侧部：于腰大肌外侧，上起自第十二肋下缘向下至腰外侧部，两侧各刺激 3 — 4 行。

3) 臂大肌外侧，上起自向下止于大转子，臂外侧部，两侧各刺激 3 — 4 行，于骶髁关节下方向下至大腿后部的上方称臂后部，两侧各刺激 3 — 4 行。

(2) 神经分布 ：脊神经的腰神经 1 — 5 对。(其中包括：腰神经外侧支、臂上皮神经、下神经皮支、臂中皮神经)。

(3) 植物神经效应：交感神经效应。

(4) 功能：同胸部，它的作用对肚挤以下的腹腔、盆腔、内脏器官影响较明显，能提高这些内脏的交感神经调节它的机能运动。

(5) 范围：肠的各段的炎症，肾、输尿管、膀胱、尿道炎、尿症、月经不调、各种疾病引起的腰痛、卵巢、输卵管，男、女性机能减退，不孕、不育症等。

8. 骶部：

(1) 划分范围和武功点激方法：再骶骨的投影区上起自腰椎第五节以下，下至尾骨上方，以正中线为中心，两侧各点激 3—4 行。

(2) 神经分布：脊神经的骶神经 1—5 对。

(3) 植物神经效应：副交感神经效应。

(4) 功能：平脑压，通便，通月经，提高男、女阴部器官兴奋，增加盆腔血液供应，提高盆腔副交感神经兴奋。

(5) 范围：颅内压升高的头痛，便秘、闭经、月经不调、白带多、提高性兴奋。

四、四肢

(一) 手：

1. 手掌部：

(1) 划分范围和武功点激方法：在手掌部点激沿掌的边缘和骨间隙点激1行。在手指掌侧面，沿指的边缘点激，在指尖可点激数次。

(2) 神经分布：手的桡侧由脊神经的头神经5—8对分布，尺侧由头神经第8对和胸神经第1对分布。

(3) 植物神经效应：于桡侧为副交感神经效应，于尺侧为交感神经效应。

(4) 功能：镇惊、镇痉、镇痛、安神、活血。

(5) 范围：手臂瘫、麻木痛、关节痛、脑性抽搐、癫痫、昏迷、肌炎、肌腱炎、腱鞘炎。

2. 手背部：

(1) 划分范围和武功点激方法：在手的背面点激手背边缘和骨间隙及手指背两侧。在手的各关节呈环形点激1行。

(2) 神经分布：桡侧由脊神经的颈神经6—8对分布，尺侧由颈神经第8对，脑神经第1对分布。

(3) 植物神经效应：桡侧为副交感神效应，尺侧为交感神经效应。

(4) 功能：舒筋、镇痛、活血、镇痉。

(5) 范围：手指关节炎，肌腱炎，腱鞘炎，抽搐，癫痫，损伤。

(二) 臂部和手的武功点激部位：

1. 臂部和手部的阳性反应物是特殊的点激部位。

2. 臂和手部的肌肉或神经、关节受到损伤或发生疾病时，病变的投影区域是特殊的点激部位。

(三) 臂部武功点激部位的初步应用：

1. 神经麻痹病人发生腕部失去知觉时，要点激臂部和手的掌侧及手背，还要着重点激桡神经分布的皮肤区域。

2. 臂部和手的关节痛时，除点激臂的四个面以外，关节局部是着重点激部位。

3. 偏瘫时，臂的四个面和手掌、手背均需要点激。

4. 癫痫和昏迷时需点激手掌和指尖。

（四）下肢：

1. 大腿：

(1) 划分范围和武功点激方法：大腿的点激部位是以四个面划分的，前面起自腹股沟下方，向下至膝关节上方，点激 4—5 行。后面起自臂部的下方至国窝，点激 3—4 行。外侧部起自髋关节，向下至膝关节外侧，点激 3—4 行。内侧部起自外阴部的下方，沿大腿内侧至膝内侧，点激 3—4 行，在髋关节、大转子投影的部位呈环形点激 2—3 行。

(2) 神经分布：大腿前面有脊神经的腰神经第 2—3 对分布；大腿的后面由骶神经第 1—3 对分布；大腿的外侧面由腰神经 2—3 对分布；大腿的内侧面由骶神经 2—4 对分布。

(3) 植物神经效应：大腿的前外侧面为交感神经效应区；大腿的后、内侧面为副交感神经效应区。

(4) 功能：舒筋、活下肢血瘀、镇痛、镇痉。

(5) 范围：下肢瘫痪、神经痛、关节炎、下肢损伤、神经炎。

第三章　常见病及疑难症点激艺术疗法

武医曰:“医本仁术,德乃医本。”高尚的医德成就高超医术,高超的医术铸就事业辉煌,热情服务,真情感动,医患情深,一切为了病人。这是我多年行善归宗理念,人生在勤,不求何索,只为民生,散作千溪遍万家。

回顾中国社会历史,中华民族是最崇敬道德榜样的,五千年岁月中不知道有过多少财东富豪,但载入史册,人们念念不忘的却寥寥无几。然而忠臣良医、贤能学士榜样,几乎展卷皆是。诸此如周公、扁鹊、孔子、华佗、孙思邈、李时珍等,民谚道:“山东的书生(文采)、江南的良将、中原的医术排两行”。单不提黄金富翁哪个最多,这可能是所谓的“财用一时,德传千古”的缘故吧！富润屋,德润身,金钱是买不来高尚的道德和健康,医德要比财贵重得多,根本得多,长命得多。在时空上它的公益性要比财富强大得多了。神仙中济公被人不忘,不是因为他财富万贯而出名,而是因为他医精德高,济世救人。做事先为人,道德品质和个人形象是无形的资产,威信源于德行,品牌来自诚信,把人做好就等于把事情做好了一大半。无论做什么事情的人——灵魂——道德——荣辱是其根本,是其定盘星。时时欣欣向荣,终身生气盎然。

医生都知道病因不明是疾病无法根治的原因。当然对于疾病,作为医生都有各自的认识和治病手段,然而不论用什么方法去打开疾病锁链,都是从不同的环节着手。可是在临床上我们见到,只有用适合的方法去治疗才能收效最快。

任何治疗方法都不是万能的，为人治病时，应以病人利益为重，选择治疗时应取长补短，总之以实效为原则。

我认为武功体疗作为一门特殊的学科，有许多东西是存在于现有的认知范围之外的，是无法解释的。何况医病，也会有许多病是现有的水平所无法治疗的，而且作为病人，病的发展和人体不确定性决定了它的治疗也是有起伏的。虽经历临床多年，其中的酸甜苦辣只有自己知道，但以看到别人健康快乐而自豪。

而今处在一个繁荣发展的时代，更应该弘扬白色圣洁的守护神去迎来健康世界，大放医坛奇才异彩。

武功体疗对点激疗法治学严谨，从认识疾病到治疗疾病，或是疾病恶化或是疾病好转和痊愈，都是从人的神经系统运动状态去分析认识问题。由于社会的繁杂多端，自然界的变化莫测，人体的复杂多变，由这些复杂多变的因素参合起来构成的疾病必然是复杂多变的。在变中寻求人体的相对稳定，是点激疗法的核心。

复杂和多变的疾病也有它的规律，我们对它的认识尽管还很粗浅，但毕竟有了开始，希望艺术治疗对医学和读者有所帮助。

用点激疗法艺术治疗疾病，一定要正确而熟练的掌握武技医学：有正确的点激方法和对疾病作出分析和判断，然后根据疾病的进程，用正确的手法和点激功法对选择的部位进行体疗，在取穴时，如拿猛虎，点激时似擒蛟龙。再教以养生艺术情志调理法等，这样方能取得令人意想不到的功效而延长生命。

第一节 神经衰弱

上海社会科学院亚健康研究中心实践基地统计数据分析，面临新生代阶层工作压力和竞争激烈及家务繁重等原因，造成精神紧张而致神经衰弱的人日渐增多。

一、症状

众所周知，人的神经系统是使人体与自然、社会环境保持联系、保持平衡的机构。它的主管中枢在大脑。大脑的机能又可通过支配感觉、运动、精神活动的能力体现出来。而每个人脑的活动能力都不一样。大脑的神经细胞,不仅具有一定的活动能力,而且还有一定的耐受力。这两种力的参合就构成了脑细胞的灵活性,神经系统的灵活性越高,越不易受到损害;反之,神经系统灵活性低(遗传)或是灵活性降低(后天因素)如疾病等影响。神经系统在接受过度刺激时,因无力承受而产生不同程度的损伤。首先出现机能低落而紊乱,时间长久以后终会产生结构退变。当大脑机能发生改变时,可能会以某种症状表现出来。从临床角度来看,来自体内(内脏和体躯)、体外(自然界和社会)的任何强烈刺激,其强度超过机体大脑的应变能力(灵活性)时,神经系统会以反常的运动形式表现出来,首先是失眠或睡眠障碍、疲劳、思维迟钝或混乱,记忆力减退,注意力分散,这就是早期的神经衰弱;如果病情继续进展,又会出现情绪低落,精神紧张,对周围事物不感兴趣甚至多疑、绝望;当反应涉及到植物神经时,则会出现心悸、多疑、胃痛、消化不良、性机能减退。上述这些症状都是因神经系统的灵活性受到损害以后,失去自控能力的表现。不能自控导致胡思乱想,心烦意乱,六神无主,它消耗了大脑神经细胞的大量能量,产生停滞的兴奋,使抑制减弱而失眠或睡眠障碍,失眠令大脑的工作出现恶性循环。对于神经衰弱,如能增加睡眠,其他症状都会随之好转。

二、武功点激部位

在神经衰弱早期,即人体突然受到紧张性刺激发生睡眠障碍时(交感神经兴奋性升高阶段),中度点激头部、头外侧部、颈、骶部。神经衰弱处于副交感神经兴奋升高时,则需中度刺激头部、颈外侧部、腹部、胸、腰部。如有性机能减退时,加刺激腹股沟部。

三、病例

金××,女,23 岁。

失眠、心慌意乱、恐惧感一周,1 周前晚上被拦路抢劫,当时极为惊恐,返家后不能平静,通宵未眠,头胀、头痛,次日就医,经服西药,仍不能眠,不能消除惊恐感。

检查：面色苍白，表情淡漠。

血压：130/86 毫米水银柱。

瞳孔：双眼瞳孔轻度放大，对光反射稍迟钝。

诊断：神经衰弱。

武功点激部位：用意念传导气感，以中度点激头部，头外侧部，颈、骶部。

效果：点激完毕 5 分钟后，自觉全身轻松，头脑突然清醒，惊恐减轻，头胀、头痛消失。心率由 104 次/分下降到 86 次/分，次日复诊时诉昨晚入睡快，睡眠 8 小时，今天未发现惊慌或惊恐感。再诊疗一次后，精神状态恢复正常。

黄××，男，38 岁。

失眠 8 年。平时头昏、乏力、心悸、耳鸣、记忆力衰退，注意力不能集中，双眼疲劳，不能看电影、电视和读报。从事会计工作，长期处于紧张的数字计算，自己感到不能胜任，又担心出差错，每晚睡前不能控制自己，想入非非，越想越复杂，以致不能入睡，有时每天只能睡 1～2 小时，有时整夜失眠，有胃痛，食量少。

检查：消瘦、表情淡漠。

心脏：心律整齐，未闻杂音。

肺：正常。

血压：90/60 毫米水银柱。

无其他异常发现。

诊断：神经衰弱。

武功点激部位：用意念微微传导气感，中度点激头部、头外侧部、胸、腰部、腹部，时间以舒适为定。

效果：每天治疗 1 次，一周治疗后每天能睡眠 5～6 小时，未发胃痛，食量增加，头痛消失，仍有头昏，连续治疗一个月，每天能睡 7～8 小时，睡中多梦，易惊恐，可以看电影、电视和读报，精神明显好转，再治疗一个月有进步，返家能担负原来的工作，两个月后复查，睡眠稳定，生活与工作均正常。

四、结论

神经衰弱是常见病，患者多为脑力劳动者，紧张过度的思维负担、社会活动、精神压力，极大的消耗了大脑细胞的能量，且不能得到迅速补充，使大脑的活动处于紧张状态，有时一次高度紧张的精神冲击就可以引起神经兴奋而失眠。大家都有这样的经验，一种刺激引起不可抑制的胡思乱想，使大脑兴奋，一次的不能入睡可引起长期失眠，睡眠好似健康银行中的存款，不能过度消费也不能盲目消费，如果透支睡眠，就会导致健康的提前透支，其结果不堪设想。因此，人的各种活动的重大问题不要在睡前去思索以求解决。有的人不能入睡时，或是睡中醒后不能入睡时，就起床看书，这是一种坏习惯，这样做非常容易破坏大脑的正常运动状态，建立起不均衡的状态，需要纠正。患神经衰弱的、长期依赖镇静、安眠药的人，虽然有了一定时间的睡眠，看来最初对神经系统起了暂时保护作用，时间长久之后，病人的脑神经退化更为明显，出现不同程度的反应迟钝，工作效率降低。用点激疗法为他们建立生理性睡眠取得成效后，需逐步减少安眠药用量，直至停用（但不能突然停药），这样才能使大脑恢复正常的运动状态。对意志消沉、多疑、绝望、恐慌的患者，需做心理辅导，用语言暗示解除病人的疑虑，可以提高治疗效果。另外需要给病人安排安定的规律的生活、工作和学习，适当地增加运动和体力劳动以调节平衡大脑活动。

五、养生艺术情志调理法

秦妃齐凤：

民间相传，秦妃是秦穆公的女儿，她文采出众、擅长音律、武艺超群，穆公甚为怜爱，视如掌上明珠，但因积劳成疾得了神经衰弱症。有一天，她在行官后院静心冥想时，修行得道“随同青凤飞去”，成了仙界齐凤，在天宫过着清幽无虑的生活。她每天习剑练功，吟颂弹唱，专心修炼。这一日，晨光熹微，秦妃正在庭院听曲练剑，悠悠然沉浸其中，偶然见到梧桐树上攀立着一只小巧美丽的青凤，它不就是早年引导秦妃齐凤上仙界的吉祥神鸟吗？

回首一想，自己上天已有一千多年了，而红颜未老，那青凤也娇嫩如故，无论人世间如何变换，秦妃与青凤过着乐观通达，悠雅逸趣青春常驻的生活。不用说，她的疾病全消了，让人从中悟出何种道理也。

第二节　癔　病

一、症状

武功体疗学认为，癔病是一种症状，至今医学未阐明人体癔病的病理改变。此临床表现出神经系统在精神反应方面的“小题大做”，微弱的刺激可以引起强烈的精神、运动、感觉方面的反应。病人发作时有如突然的精神错乱、语无伦次、时真时假、手舞足蹈、大声喊叫、哭笑无常；有时病人则突然昏倒、牙关紧闭、全身僵硬、语言含糊不清；亦有人突然瘫痪或失语，有周期性发病，短时恢复正常；还有人突然失明，看不见景物。不论是瘫痪、失语还是失明，经医学检查，都测不到相应器官的病理改变。

笔者长期临床研究探索神经系统综合自身内环境和外环境的信息，恒常无形指挥全身生理协调，这种无形协调功能称之“精神意识”，简称“神”。实践体会中，人们可以任意用意识察觉全身有无微弱的痛痒、酸麻、冷热、饥饱等反应，这种意识指挥组织器官的活动方式“神”，如遇障碍时，就会出现所谓“神魂颠倒不附体的症状”。

通常说癔病与神经衰弱的本质相同，癔病是神经衰弱表现的另一种形式。患癔病者神经特别脆弱，经不起“风吹浪打”，一受到不适宜的刺激就会发病。

二、武功点激部位

对有昏倒、失语、失明、瘫痪者需用意念传导气感以中度点激头部，头外侧部、胸、腰部、腹部、指尖部和瘫痪肢体；对有神经错乱表现者中度点激头部、头外侧、颈、骶部。发病时，每天点激 1～2 次，平时（未发病时）每 2～3

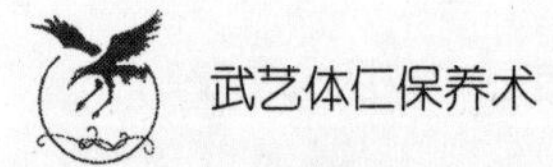

天点激一次。中度点激即可。

三、病例

周××,女,27 岁。

身体僵硬 2 小时多。2 小时前因一小事不合心意,即大吵大闹,既哭又笑,在地上打滚,随后发生四肢痉挛抽搐。有上述病史两年,2～3 周发病一次,每次发作数小时,以后需休息数天才能恢复体力。本次发病时就诊,经西医处理,用镇静药后一小时,四肢抽搐未见好转。

检查:心律整齐,100 次/分,无杂音。血压 130/80 毫米汞柱,肺部正常。瞳孔散大,对光反射稍迟钝。四肢紧缩,咬紧牙关,对诊问不作答复。

诊断:癔病。

武功点激部位:用意念传导气感于头部,头外侧部,颈、骶部、四肢部、指尖。

效果:点激完毕 10 分钟后,四肢放松,癔病发作中止,自觉疲劳想睡,半小时后自行起身回家。

郑××,男,27 岁。

双眼突然失明 10 天,双眼无光感,住院后经专科检查双眼内外无任何病理改变,诊断:癔性失明,经用西药,暗示心理治疗、物理治疗一周,未见效果,改用刺激神经疗法。

武功点激部位:胸、腰、骶部、头部、眼眶、颈外侧部。用意念传导气感中度刺激,每天治疗 1 次。

效果:第一天治疗后无反应,第二天治疗后仍无反应,第三天清晨,病人睡醒后睁眼睛时,视物复明痊愈。

四、结论

点激疗法治疗癔病效果较好,当发病时给予治疗,能即刻中止症状,未发病时给予治疗一段时间,可以不再复发。

癔病患者平时“娇气”，生活有依赖性，并有感情不稳定，情绪易波动，对许多点激的反应易小题大做，表现出神经系统非常脆弱，在治疗过程中需要对病人做出暗示，诱导改变其不切实际的心理状态。让病人多接触世面和参加社交活动，沟通思想，使病人性格变的开朗。这样有利于制止复发。

五、养生艺术情志调理法

孤雁找群：

大雁是一种候鸟，每年随着季节变换都要南飞北归来往南方与北方的居所。每到初春或秋末之时，人们都可以看到天上排成“人”字形飞行的大雁群，如果有一只雁在飞行中掉队，便很有可能成为孤雁，或死于严寒或为人所猎获，很少有幸免于难者。有一年，一群大雁从北方飞向南岳衡山回雁峰栖息过冬，云海迷茫中，其中一只雁不慎失群，它深知掉队的危险，在辨明方向，稍事修正后，独自飞行，经过长途跋涉和细心察寻，这只坚毅的孤雁终于达到了目的地，找到了雁群，与分离已久的伙伴重新汇合。

人的道理亦是如此，有分必有合，只要遵循合而分之，分而合之，坚忍不拔，终能成功，何况癔病就不在话下了。

第三节　三叉神经痛

一、症状

三叉神经是第五对脑神经，由感觉思维（传入的纤维：分布在头前部、面部、鼻腔、鼻窦、口腔和舌）和运动纤维（传出纤维）支配下颌关节运动，使鼓膜紧张。由于三叉神经与植物神经有密切的联系，当它发生病变时，除有剧痛外，还会使头部的汗腺、泪腺、口腔腺分泌紊乱。导致三叉神经病的原因很多，多种方法对本病治疗不佳，本病通常反复发生间歇性的放电样灼热痛、刀割痛、钻锥样痛，使患者非常痛苦。病程稍长的病例，同样伴有患侧面肌萎缩，肌张力升高，使患者面部向患侧轻度歪斜。

二、三叉神经痛与植物神经机能状态的关系

不论三叉神经痛是由器质性变化还是机能性变化，我是以植物神经的运动状态把此病分为不同类型。当病人交感神经兴奋升高时，出现瞳孔散大，面色潮红，口干……当病人副交感神经兴奋时，病人出现瞳孔缩小，面色发白、口腔湿润或流口水……当交感神经和副交感神经处于紊乱状态时，要根据具体情况分析。

三、武功点激部位

用意念传导气感来点激疼痛所在的部位（头面部），颈外侧部。当交感神经兴奋升高上时多点激颈、骶部，副交感神经升高时多点激胸、腰部。植物神经紊乱时，视具体情况调整胸、腰部和颈、骶部的比例进行点激，需着重点激阳性反应物。初诊的病人，以轻点激和较缓慢的点激频率为宜（每秒钟点激 1 次或 3 秒钟点激 4 次），取得效果后再增加点激力量和频率。第一周每天点激一次，第二周起，每天点激 3 次。

四、病例

杨××，男，33 岁。

右侧前额眼眶剧痛 4 天，曾急诊数次。发病原因不明，发作时剧痛无法忍受，同时流泪。持续数小时后，转为轻痛，然后又发剧痛。经多种方法处理，镇痛药无效，以至日夜不能睡眠，不进饮食。

检查：心律整齐，100 次/分，无杂音。血压为 100/70 毫米水银柱。右眉压痛，并可触及索状物。

诊断：右三叉神经第一支痛。

武功点激部位：以头部，面部为主，重点点激右前额与眉弓部、颈、骶部，颈外侧部。

效果：第一次治疗后，痛当即缓解，当晚进食，安睡、剧痛已止。第二次治疗后，完全止痛，再巩固治疗 3 次。

五、结论

武功点激疗法治疗三叉神经痛有一定疗效。对年久疾病的剧痛患者，治疗效果欠佳。对发病时间不长，即使是剧痛，也能治愈。患者应增加睡眠，不吃烫(热)食物，避免头面部晒阳光。剧痛发作期间每天治疗一次。痛明显缓解后，隔日治疗1次。治疗一个疗程未见疼痛缓解者，需用武功药物秘方兼治。

六、养生艺术情志调理法

阴阳消长：

以阴阳合成的太极图，所阐明的阴阳理论，不仅是我国道家和医家理论的基础，更是宇宙、天地、自然和一切事务的法则。阴阳相分，阳中有阴，阴中有阳，自然天成。

义公正是一位很有名望的高人。他喜欢在空寂的山林里修筑禅房，坐禅修行。这种断绝尘缘的静修，自然虔诚，具有超脱逸仙的情怀。此所谓："一心禅定，拔正神经，摄诸乱恶"，修炼时，刚柔相济、阴阳分明、立身中正，意守涌泉，达到神清气爽，避声色干扰，免杂念缠身，可治疾患。

第四节　脾 气 烦 躁

一、症状

所谓脾气烦躁是人的心理活动在行为反映中表现出心神不定，容易引起浮躁、烦恼的症状，犹在当今竞争激烈、工作压力、学业紧张的社会环境中急功近利而易为出现。脾气是人的神经心理活动表现之一，这种表现与个体神经系统生活习惯有关，特别是在内分泌失调时，对大脑产生特殊的点激，致使情绪烦躁、不安、精神压抑、脾气烦躁。上述表现是思维阻滞现象，如果思维畅通就表现出心平气和，情绪稳定，因此脾气又与修养有关，有修养的人，思路通达明理，不会或很少发生思维阻滞，并能有意识的控制或消除思维阻滞。

二、点激部位与功效

额弓部：

1. 划分范围和武功点激方法：面部、沿额弓下缘点激3—4行。
2. 神经分布：三叉神经第二枝。
3. 植物神经效应：副交感神经效应。
4. 功能：安神、镇痛、通鼻。
5. 范围：神经官能能症、失眠、三叉神经痛、面瘫、口腔炎症、牙病、鼻病。

某些内脏疾病会出现脾气暴躁症状。治愈所患内脏病，脾气烦躁自然消失，因此点激部位随所患疾病所需的点激部位而定。

三、结论

由于内脏疾病，神经失调，内分泌调节障碍引起的大脑反应改变，以至性格改变和脾气烦躁，均可用点激疗法调节植物神经，使其活动恢复平衡，脾气烦躁的表现自然消除。从临床实践中所知，很多患者有脾气烦躁症状。它不是一种独立的疾病，任何疾病，只要影响到人的神经系统和内分泌就可能发生脾气烦躁。治愈那些引起神经内分泌失调的疾病，脾气烦躁自然消失，在治疗患者时，应按当前所患疾病的主要方面进行治疗，而不是以镇静安眠强制性的使大脑抑制产生暂时效果 。当然，脾气烦躁发展到严重的程度时，使用镇定安眠药也是非常适宜的，对于脾气烦躁者结合心理方面的影响效果更佳。点激疗法治疗脾气烦躁有较好效果，点激部位以患者所患主要疾病的影响而定，因此灵活性较大，治疗时需确定分析患者的植物神经的状态，去选择点激部位进行调节，并运用心理艺术指导，开阔胸怀和远见视野，内外调治，身心互济，收效甚快。

四、养生艺术情志调理法

雄鹰翱翔：

有一只鹰自小就胸怀大志，不满足在父母的领地栖息，脾气有点激昂，誓言要飞遍天地南北，飞及先辈从没到过的地方。为了达到这个目标，它苦练本领，飞的比任何雄鹰的都要高，追捕猎物比如何猛禽都要狠、要准。于是它开始了长途探险。它飞越过雪山，经受过江海风浪的考验，穿越过深谷绝境，见到过沙漠海市，岁月在它身上打下了烙印，但它终于圆了梦想，飞遍了鹰鹏的世界。

由此，学到了雄鹰胸怀大志，化浮躁为践行，遇事要耐心忍受，才能翱翔天际、不畏艰险，奔赴前程，气吞山河的盖世精神。这就需要平时养成虚怀若谷的心境，那么烦躁会逐渐融化了。

第五节　疲　乏

一、症状

疲乏是指人体在各种活动中，消耗大量能量以后剩余下的能量不能满足继续活动的需要，此时神经系统会发出停止继续活动的信息，使人感到疲劳。笔者分析认为，这是细胞组织消耗能量和增加补充新物质不相适应所致。正常的人，每做过一段时间的各种活动以后，需要通过休息、睡眠、进食等方式，进行新陈代谢的调节，使之恢复疲劳，才能保持精力旺盛，提高负荷能力，继续工作。

疲劳的本质与人体内环境的新陈代谢有关，也就是说任何影响身体代谢的因素都会使人感到疲劳。例如营养不良，氧气交换不够，代谢废物排出滞留，正常的休息减少以及患有疾病均会出现疲劳。进食和睡眠可以解除生理性疲劳。人体可以通过自我感受初步分辨：当吃够食物，又有 8 小时睡眠，仍然感觉眼皮、双腿无力全身困乏、情绪低落。有此迹象说明疾病已经来临。

经奚氏《疲劳症与过劳死》研究表明，长期病理性疲劳与某些疾病有关如：神经衰弱、胃肠病、贫血、糖尿病、泌尿生殖疾病、肝病、甲状腺病、心脏病、肺结核病、传染病潜伏期、颈椎病、潜伏癌症、慢性中毒。

二、武功点激部位

多数病人用意念传导气感来点激头部、颈外侧部、胸、腰部。少数病人如有交感神经兴奋性升高,此时,需加点激骶部或颈后部。

三、病例

邓××,男38岁。

全身困倦,疲乏一年余,营养较好,有8小时睡眠,醒后仍不解疲乏,坐下后不想站立,不想走动,工作非常吃力,全身疲乏症状。

检查:心脏二级收缩期杂音,心率整齐,88次/分。血压120/80毫米水银柱。

诊断:心身疲劳症。

武功点激部位:以头部、颈外侧部、胸、腰部、腹部为主。

效果:每周治疗1次。治疗1个月,疲乏明显好转,观察半年未见复发,疲乏逐渐消失体力正常,恢复工作。

四、结论

点激疗法能够消除生理性疲乏。例如:做较强或较长时间活动后使全身疲乏无力。给予治疗短暂时间可以消除疲劳症状,重振精力。点激疗法不能完全代替睡眠,但可以缩短睡眠时间。同样达到消除疲劳的目的。治疗病理性疲劳时,要根据具体需要去选择点激部位。接受治疗的部分人中,经点激疗法治疗后,很快出现更明显的疲乏,需要增加睡眠,这种现象并不是病情恶化,而是大脑细胞产生了保护性的抑制。要提高修复能力,就需储备能量,人体以睡眠方式去调整神经系统的平衡,是一种非常必要的过程。当这个阶段过去以后,好像一个人经过沉睡被唤醒,消除了过去的疲乏,重新出现旺盛的精力。

五、养生艺术情志调理法

大鹏宿林:

提及大鹏鸟儿,它那“一日同风起,扶摇直上九万里”的气概令人折服敬仰。但是,大鹏毕竟是有生命的飞禽,尽管它勇往直前,能翱翔天际,最终也必须遵从大自然的安排。自然规律要求它,必须朝飞暮宿。于是,大鹏鸟眼见着日落西山，夜色苍茫笼罩了大地，只得展翅滑翔，徐徐收翅飞入深山老林中觅枝投宿，以养精蓄锐，调整一下机体的功能，期待来日曙光的降临。

"大鹏宿林"是有志者宏图满怀、雄略雄才的写照。它表现的是大鹏鸟起伏分明、劳休相成、静动结合的俊逸风姿，令人值得借鉴。

第六节 打 嗝

一、症状

任何人的一生中可能出现很多次打嗝，尤其当今节奏紧促，工作奔忙，压力繁重，心力交瘁，吃饭时间加快，吞咽下肚比比皆是，食而不细嚼，这样很容易打嗝。久而久之有的会患膈肌痉挛、消化不良引起的疾病。大家都知道，由于膈肌的规律运动具有压缩和舒张肺的作用，使人产生呼吸动作。膈肌的运动一方面有自主性，另一方面又受意识控制，当膈肌发生痉挛时，人的意识无法控制。婴儿时期消化不良时易会出现打嗝，成年人的打嗝则没有明显的规律和年龄限制。

二、武功点激部位

膈神经支配膈肌，从神经通路看，它在颈椎第四节副神经联络，副神经属于副交感神经，在机能方面，副交感神经与兴奋性升高时可引起打嗝。中度点激颈外侧部、胸、腹部，打嗝发作时，每天可以点激 1～3 次，至完全停嗝。持续打嗝多日者，第 1～2 天每天可以点激 1～2 次，第三天后则改为每天点激 1 次，打嗝发作期间不吃刺激性食物。

三、结论

点激疗法治疗打嗝效果理想，对于发作打嗝不超过 24 小时者，治疗 1～2次就可以制止，发作时间较长者需治疗 2～3 天才能制止。对于一般人，发作打嗝可消耗精力并致使胃肠积气，其他方面则无大害。如果是老年人，持续打嗝就会有大问题，临床上多见到年老多病的人持续打嗝是死亡前病情危重的表现,例如肝病,肿瘤晚期,手术后病情恶化出现打噎,数天后常见到病人死亡。这种征象应该引起医生和家属重视,及早处理会大大延长病人寿命。

打噎发作期间需禁忌吃刺激性、生冷食物,多饮热开水。当打噎停止发作,常见到是暂时性停止打噎,患者自己感到胸中有气阻塞,想嗳出,如果做嗳出动作,则会引起打噎发作,此时应饮热开水后卧床休息,则可抑制打噎。

四、养生艺术情志调理法

神游八卦:

中国古代有位传说中的神仙,他在虚幻美妙的天界修道炼丹,经过精妙的配方、极致的试验,终于在绝顶之中练出了长生不老的内丹。这内丹来之不易,他用了天地、日月之精华和上好稀罕的原料,并亲自振振作法——手演八卦掌,在炉火纯青的围炉旁,连续按八卦方位,走了八八六十四个时辰,一气呵成,方才练成长生不老的内丹。

要求八卦步游走一周,气注于游走乾坤,意行周天,贯穿于五脏六腑,守下盘,舒血脉,行气血,除疾患无疑。

第七节 中 暑

一、症状

由于办公族在楼宇空调中享受生活,缺少室外运动,特别在大伏天,经不起酷暑烈日而中暑屡见不鲜。一般正常人的体温保持在摄氏 36.5 度~37 度,人体代谢后的热产生、温放散并维持其相对平衡受神经系统调节。当外界温度高于体温时,人体以出汗蒸发的方式散热;在高温环境中,同时温度增加,蒸发散热受到阻碍,体温即刻上升。如果人体不能通过其他方法散热就引发中暑。在高热环境中大量出汗后有口干、心急、头昏、无力、胸闷、恶心时即应离开高温环境,否则容易发生中暑。如果不采取措施,就会出现昏厥、昏迷、四肢抽搐或痉挛等症状。

二、武功点激部位

患暑阴症需中度点激颈外侧部，腹部，胸、腰部、肘窝、指尖部。病人发生衰竭、昏迷时需中度点激胸、腰部，腹部，左侧前肋间部、指尖部。严重病人，隔2～3小时治疗1次，1天可治疗2～3次。

三、病例

刘××，男，28岁。

高烧，自觉喉干、发烧、头昏、头痛、胸闷、全身乏力，回家后卧床，四肢抽搐。

检查：面红，皮肤干燥、神智不清，双侧瞳孔扩大。

心脏：Ⅱ级收缩期杂音，轻度心律不齐，110次/分。

血压：130/90毫米汞柱。

诊断：中暑(暑阳症)。

武功点激部位：中度点激颈外侧部，头、骶部、头部，肘窝部，指头。

效果：第1次治疗后10分钟，患者渐平入睡，1小时后做第2次治疗，继续睡眠。下午1时治疗至下午5时体温下降至38℃。进食后继续睡眠至次日凌晨，体温恢复正常、痊愈。

黄××，女，57岁。

昏迷9天，发病前当天中午外界气温39℃，患者在阳光直射下工作1小时余。自觉头昏、胸闷、全身无力，立即卧床睡眠，至晚上9时仍未苏醒，家人发现患者不省人事，送医院抢救至第9天，仍未苏醒。

检查：39.4℃，输氧，输液9天。

心脏：音弱，50次/分。

血压：90/60毫米汞柱。

诊断：中暑(暑阴症)昏迷。

武功点激部位：颈外侧，腹部，胸、腰部，指尖。

效果：晚上9时给病人做点激疗法1次，3小时后患者呻吟，要求吃西瓜。次日清晨5时体温37.5℃，完全苏醒，要求回家。

四、结论

中暑是常见病，在夏天气温超过摄氏37度时，人由温度较低的环境突然进入高温环境或相反，这时如果神经的调节灵活性降低，就出现植物神经运动不平衡。人由低温进入高温易引起交感神经调节激进，发生一系列症状成为暑阳症；由高温进入低温，易引起副交感神经过激，而成为暑阴症。暑阳症发生衰竭时多转变为暑阴。中暑病发快，进展迅速，危及生命。调节神经系统的运动平衡是医治中暑的最有效方法，用刺激疗法治中暑，一般20～30分钟即见病情明显好转，治疗中暑衰竭或昏迷非常有效。

人在高温环境中采取突然降温，如饮用冰水或冰敷，都是过降刺激，导致全身神经调节障碍，发生暑阴症。神经系统调节人体内环境以适应高温起重要作用。锻炼身体是必不可少的提高神经机能灵活性的最好方法。其次是夏季保持充足的睡眠、营养，出汗过多时应补充电解质。注意改善工作环境和居住环境及出行设备。

五、养生艺术情志调理法

闯王酷武：

夏日的一个三伏天，炎炎酷日直射山野田庄。此时，年轻气盛、内功深厚的李自成在烈日当头之时打熬筋骨，苦练子午拳。其气度超脱豁达武姿苍劲有力，汗水、拳舞飞旋。上下如沐浴花洒，令人拍案。正是这位李自成凭借一身的武功与胆识率领农民起义军向封建皇朝挑战，搏杀南北，屡建奇功，后来被推举为义军首领，号称“闯王”。作为闯王的李自成依然不忘拯救天下苍生之志，也保持了夏练三伏、磨练意志于酷炎之中的习惯。从而锤打身心，如日中天，登上高峰，那么暑热就不在话下了。笔者在海外讲学时，常要求学员采用在骄阳下打熬身子，磨练筋骨，毕业时个个声色不凡，虎气生生，意志坚定，无所畏惧。

第八节　胸　闷

胸骨：一块分别与十二对肋骨相连。胸椎由十二个胸椎重叠而成，分别与十二对肋骨相连。

一、原因

主要因胸部受外力撞击，使胸肋部软组织受到挫伤，严重者可有内脏受损，伤气、伤血和气血两伤。

二、症状

胸闷、气短，深呼吸及咳嗽时伤处痛加剧，有时痛甚，起卧不便。

三、点激方法

1. 术者桩步站立，虚领顶劲，气沉丹田，引气至掌心。

2. 先点、按檀中穴，再按、拿血海穴、涌泉穴（图 3－8－1）。

3. 以推运、点激等手法，顺前胸推行，要轻揉，不可过猛。

4. 一手掌放在患处，另一手用掌轻轻叩击，要有透劲。

5. 背侧损伤则采用八字掌推运、叩击等，以疏通经络，活血祛瘀。

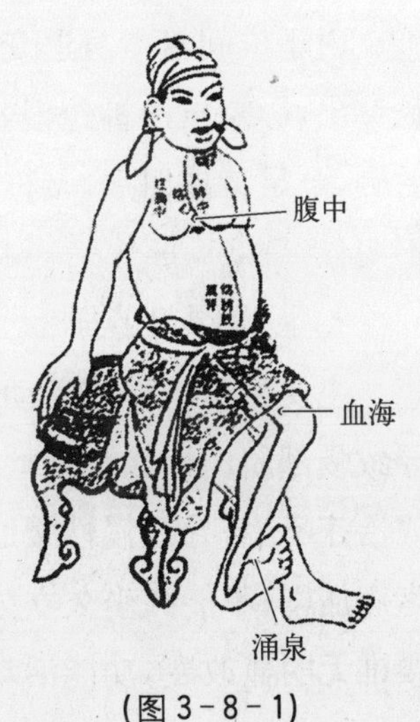

(图 3－8－1)

四、辅助治疗

采用中药活血祛瘀内服与点激疗法相结合，疗效更为显著。有内伤患者应予重视，及时治疗，以免延误病情。

第九节 腰痛症

人是直立行走的动物，其颈腰椎承受了巨大的压力。随着年龄的增长，产生退行性病变以至于椎间盘突出，进而形成骨质增生。每天的运动使增生与韧带不断摩擦，生成新血肿，形成新的增生。如此恶性循环，使病情越来越严重，最终可导致小便失禁、瘫痪等。

腰椎由五个腰椎相互重叠组成，上接胸椎，下连骶骨。

一、原因及症状

腰痛的原因很多，多见于跌、扑、闪、搓、慢性腰肌劳损、风寒湿邪侵袭、肾虚、腰椎间盘突出等引起的腰痛。常见的有：

1. 腰椎间盘突出症

由于椎间盘本身退变，加之外力损伤的作用，使之不能承受而导致椎间盘突出，影响压迫神经根，导致一侧下肢活动功能受限，从臀部到大腿、小腿后侧，至足背放射痛，腰椎生理弧度消失，呈S型侧曲，相应突出之部位痛感不明显。

2. 慢性腰肌劳损

主要由于工作或劳动中长期固定一种体位，或由于习惯上的不良姿势，导致腰部肌肉慢性积累性损伤。或者由于急性腰肌扭挫伤，没有及时治疗或治疗不当，导致慢性腰肌劳损。此病反复发作，疲劳后加重，天气变化时疼痛加剧，不能久坐久立久行。腰部压痛广泛，无明显痛点，无神经放射痛，腰椎无明显改变，功能活动有时亦可正常。

3. 急性腰扭伤

主要是患者在不良姿势下用力过猛，或突然扭转所造成。疼痛剧烈，活动受限，深呼吸时疼痛加剧。腰肌紧张度增高，腰部呈僵硬状，有明显的压痛点，无神经放射痛。

二、检查

1. 拾物试验，让病人屈膝下蹲拾地上任何东西，可初步了解病人的髋、膝、踝关节功能。

2. 直腿抬高试验，此试验经常用于检查有无坐骨神经痛。取仰卧位，正常者能直腿抬至 80°～90°，小于 70°者为阳性。

3. 直腿抬高加压试验，续上试验，直腿抬至觉痛时，放低 5°，然后另患者足背突然背屈，此时疼痛加重者为阳性，可诊察为坐骨神经痛，结合其他症状可诊为腰椎间盘突出。

4. 定试验，患者仰卧，患肢屈膝放在健肢膝上，此时患肢髋关节处若发生疼痛为阳性。此试验常用于检查髋关节疾病。

5. 髋膝屈曲试验，此试验用于检查腰脊椎及腰髋关节疾病。取仰卧位，将双膝向胸部屈曲，同时往下压，此时产生疼感为阳性。

三、点激方法

1. 术者精神饱满，弓步或马步，脚如生根，虚领顶劲，气沉丹田，引气至掌心，力贯手指，意到、气到、力到，讲究发劲、力劲、巧劲。

2. 患者俯卧，术者双拇指先点、按、揉胆俞、肝俞、肾俞穴(图 3－9－1)约一分钟。要以指代针，使患者有得气感。

3. 在腰眼处点、按、揉约一分钟，然后采用点法、揉法在腰部施术至局部有热感。

4. 掌根沿脊椎两旁向上推，然后往下推，反复约 40 次。

5. 点、揉、按环跳、承扶、委中、承山等穴(图 3－9－2)，应以指代针，要有透劲。

6. 患者侧卧，术者呈马步势，以腰为轴发劲。一手压患者肩部，一手按臀部，两手一前一后向相反方向按压。

7. 患者反向仰卧，重复上法。

8. 患者仰卧，术者一手拿住患者踝部，一手扶在膝上，采用摇法使患者膝部贴于胸部，然后突然用力拔伸下肢，使其下肢伸直。

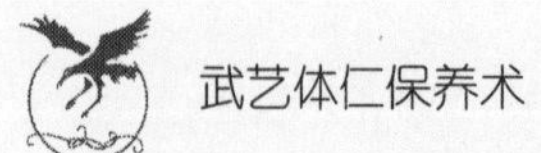

9. 患者俯卧，术者用滚法在其腰背部大面积滚按以放松肌肉。

10. 最后用点、拍、扣等法疏理筋脉。

11. 急性者可采用背法摇晃，然后突然抖动臀部法治疗。

上述手法可根据轻重选择。但需认真、细心，不可乱用。

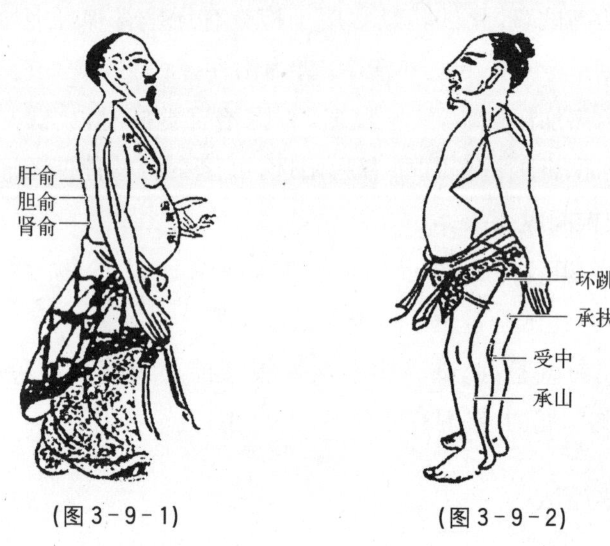

(图3-9-1)　(图3-9-2)

第十节　臀部劳损

臀部由股骨头和髋臼构成关节。

一、原因

臀部损伤可由外力引起，亦可由于长期的臀部疲劳所引起，多见于臀筋膜损伤。

二、症状

损伤处疼痛，下肢活动受限，严重者患处肿胀，外伤引起可见局部青紫。

三、点激方法

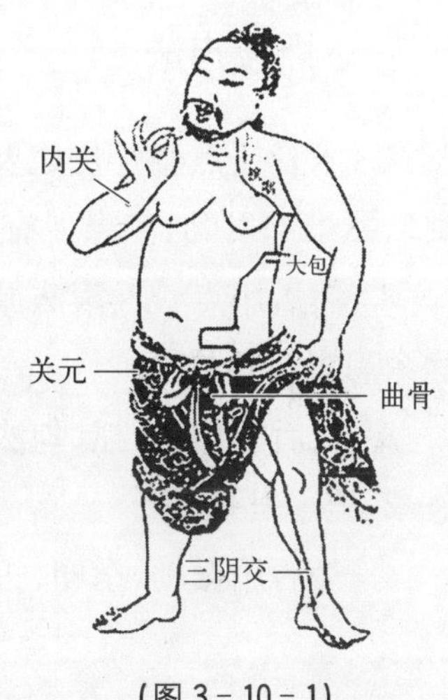

(图 3-10-1)

1. 弓步或马步站立，气沉丹田，虚领顶劲，引起至手掌。

2. 患者俯卧位，在臀部伤处，用点激法至热感。

3. 点、按内关穴，以指代针。力贯手指，用透劲，使病人有得气感。

4. 术者两手托患者髋部，屈伸小腿。

5. 俯卧位，点、按关元、曲骨、三阴交等穴(图 3-10-1)。

6. 屈膝屈髋至极度，然后突然提拉患肢，反复数次，收功。

四、辅助

内服及外敷中药，配合施术者运动肢体。

第十一节　坐骨神经痛

坐骨神经痛，又名臀风，俗称腰腿痛，属祖国医学疾病范围。

一、原因

坐骨神经痛有原发性和继发性两种。主要根源是寒、湿侵袭臀、腰两部，引起经络闭塞，气血不畅，致使脊椎压迫神经根，波及坐骨神经病变。

二、病症

臀部两侧或一侧酸痛麻木，由上向下发射，疼痛持续难熬，尤以夜间为甚。下肢卷缩难伸，坐立困难。

三、点激方法

1. 术者按点激疗法之要领，让患者俯卧在床上，先用推法，次用滚法施术腰、骶椎部发劲，使患者有得气感。

2. 然后用点、按、滚法循序渐进在肾俞等穴（图 3－11－1）椎旁渗透于内，令患者有传导感。

3. 之后采用拿、抓、勾法在环跳、承扶、委中、承山、足三里等穴（图 3－11－2）施术发劲。

4. 最后用振动、拳叩、拍打、压拉牵引及八字掌推、搓法放松收功。

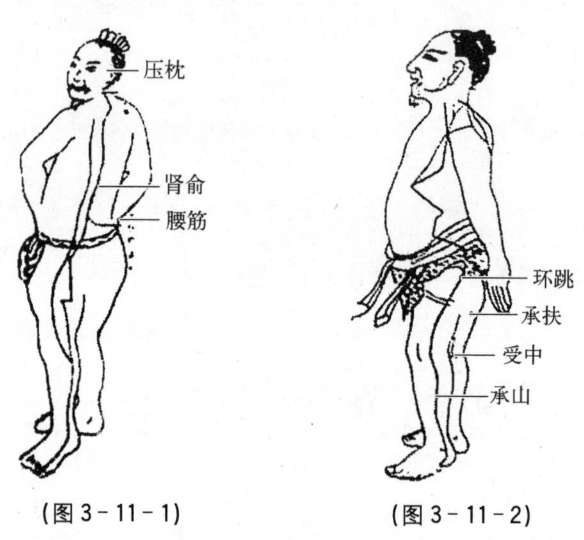

（图 3－11－1）　（图 3－11－2）

第十二节　肝　　炎

肝炎是由于传染性疾病或相应病史引起的。

一、原因

肝炎是由肝炎病毒引起的一种消化道传染病。与接触传染源、进食被污染的食物、注射血制品等有关。

二、症状

乏力、食欲低下、头眩腹胀、右侧胁肋间痛胀、睡眠欠佳，巩膜及小便黄染，时有便秘。

三、点激方法

1. 患者仰卧位，术者气沉丹田，上下进行内气外发导引，使患者有得气感。

2. 八字手点拿期门、章门等穴（图 3－12－1）。而后取下肢点按血海、脐旁、脐中等穴（图 3－12－2）发劲。

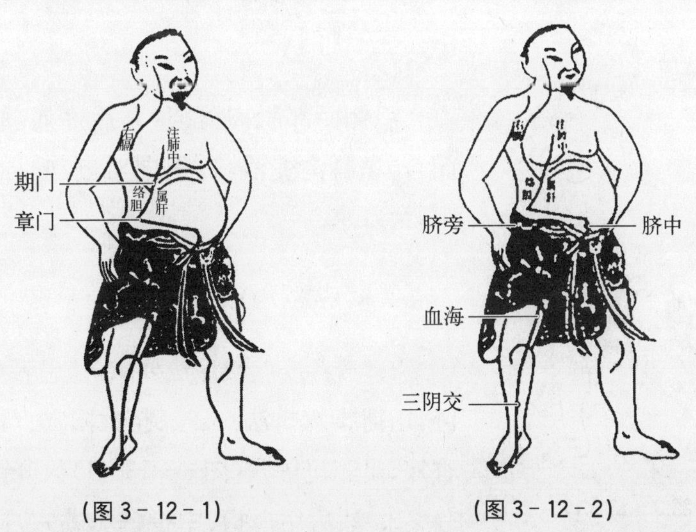

（图 3－12－1）　　（图 3－12－2）

3. 让患者翻身俯卧，在肝俞区域用振动法进行扶正调理，然后用拍打、拳叩法在患者背上下进行疏通收功。

四、辅助治疗

本病尚需注意休息，增加营养，切忌房事。同时采用中药内服与点激疗法相结合，疗效显著。

第十三节 面 瘫

面瘫由于颜面神经麻痹，又叫口眼歪斜，也是临床常见的一种疾病。

一、原因

面部着凉或头面部受冷风吹拂后发病，局部营养神经的血管因受风寒发生痉挛，导致该神经组织缺血、水肿、受压迫而致面瘫。或因中风，脑血管意外致面瘫。

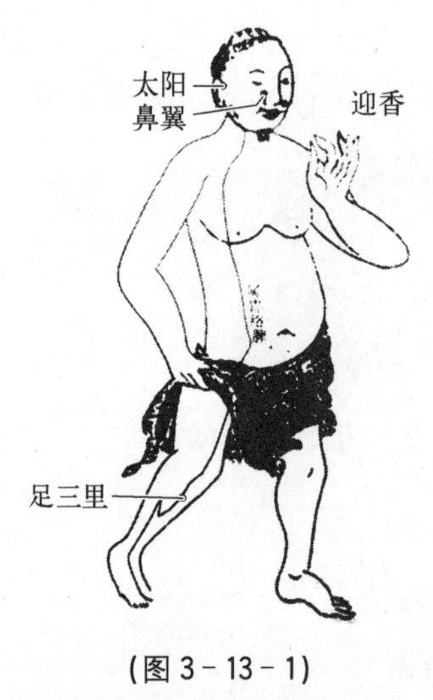

(图 3－13－1)

二、症状

患侧面部肌肉瘫痪，耳后疼痛，眼睛不能闭合，鼻唇沟变浅，口歪向对侧，吐词、饮食受阻，舍麻木。

三、点激方法

1. 术者按点激疗法要求，让患者坐位或仰卧，用拇指双挤法点、按、挤太阳穴、鼻翼穴、迎香穴、足三里等穴(图 3－13－1)数分钟。

2. 然后用拇指、中指拿鼻翼穴，同时用食指点、揉迎香一分钟，发劲。

3. 最后用鹰爪梳理法在患者头部进行顺利调整气血，透劲于内，收功。

第十四节 中 风 症

中风是指随意运动肌力的减退或消失，是运动神经系统的锥体束，前角细胞，周围运动神经，神经肌接头，肌肉等任何部位损害的共同表现。

一、原因

一般是由于肝风内动，五志过激，饮酒过度，或脉络空虚，脑溢血或脑血管栓塞而引起的。

二、症状

半身不遂，口角歪斜。轻者一侧手足发麻疼痛，肌肉萎缩，肢体功能减退；重者昏迷，手足失去知觉，大小便失禁。

三、点激方法

1. 患者仰卧，先拿合谷，掐曲池穴，令有得气感。

2. 点、按大椎穴、风池等穴（图 3－14－1），约数分钟。

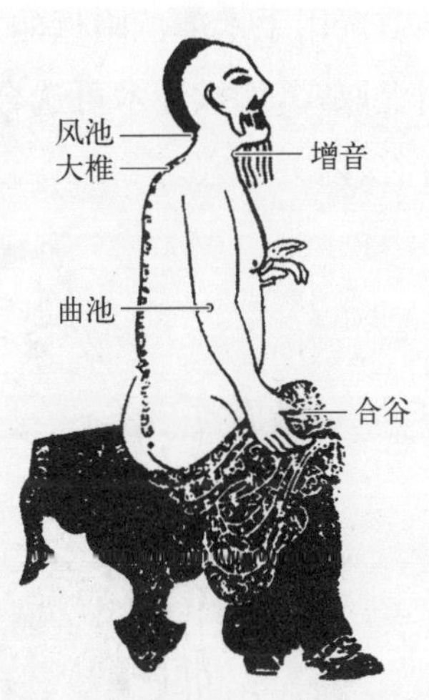

(图 3－14－1)

3. 而后用拇指按增音穴进行开合发功。

第十五节　武艺点激麻醉术

武艺点激麻醉是一种不用药物和医疗器械，依靠施术者在病人体表有关神经或穴位上，进行点激内气外发功，促使人体的经络疏通，气血流畅，已达到镇痛、催眠和调节人体生理功能的作用，从而使患者能在清醒或半眠状态下接受外科手术的一种麻醉方法。

其手法分两类：即抑制性手法（推、揉等）和加强性手法（点、按、压等）。

施术者在操作发功点激时，要适当用力、柔和、渗透和持久。

1. 有力，均匀的力，轻重结合，刚柔相济。

2. 柔和，绵绵不断，绵中藏针，使病人感觉到舒适。

3. 渗透，缓中求劲，使患者有酸、麻、胀等“得气”感觉。

4. 持久：在整个手术中，一定要持之以恒与病人主动配合协作，从而有效的减轻病人的痛苦。

一、局部进穴

选用手术部位附近的穴位可循经取穴，亦可按支配手术区的神经干走向上取穴，如拔牙术可选合谷、人中等穴（图 3－15－1），上肢手术可选同侧合谷、内关等穴。

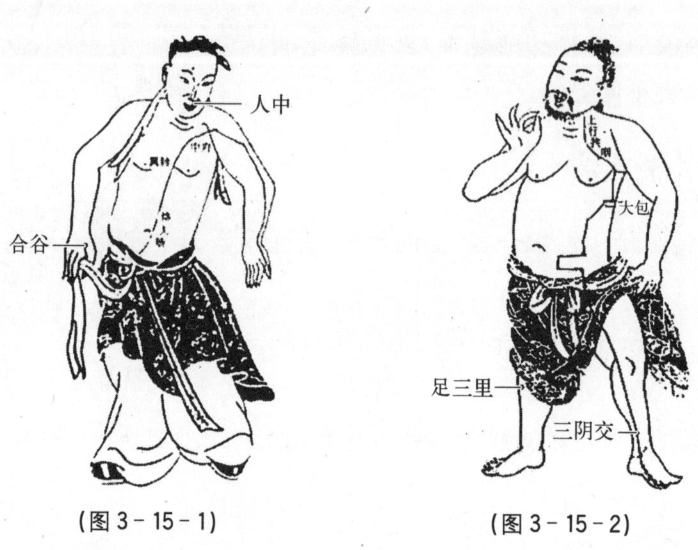

（图 3－15－1）　　（图 3－15－2）

二、循经点激

按照“经络所过，主治所在”的循经选穴原则，根据手术切口部位所循行经过的经络，手术所涉及的脏腑和经脉的关系进行选穴。如颈部手术可选用手太阳明大肠经上的手三里等穴位。胸腹部手术可选用手厥阴心包经的内关等穴。又如阑尾炎切除手术可选用足太阴脾经的三阴交及足阳明胃经的足三里等穴（图 3－15－2）。

三、点激选穴

为了有利于手术部位的操作，可选用远隔部位取穴的方法，在施行下肢部手术时，选头部的风池、丝竹空双穴为主（图 3－15－3），以攒竹、承泣穴

(图 3－15－4)为主，或选四白穴为主。

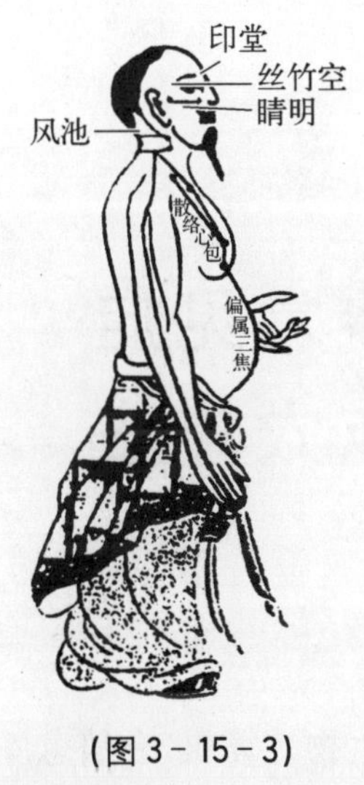

(图 3－15－3)

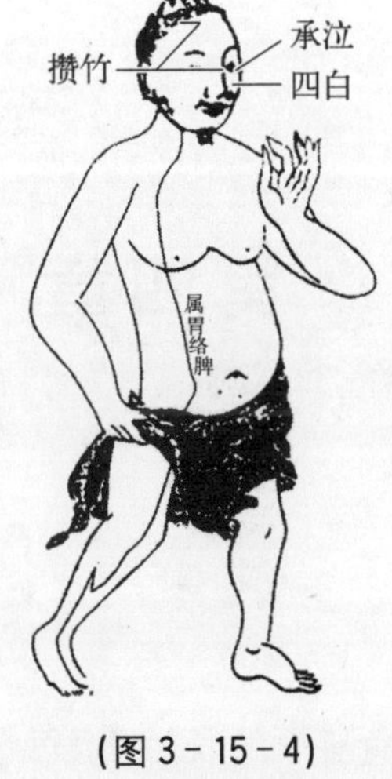

(图 3－15－4)

四、禁忌症

1. 穴位上或穴位附近患有皮肤病，不宜选用此穴。
2. 穴位之深部有骨折及大出血等，也不宜用此穴位。
3. 年龄过幼或经受不了强刺激手法者不适宜。

第四章　办公族常见症自主点穴疗法

在生命科学的长廊里，每个人就像一部生物计算机，在信息库里记录着是非曲直、功过荣辱。如果做出错误信息，将成为潜伏着病变因子，它会扰乱本性，逆转经络，走邪入疾变病。

凡习点穴术者，须深知：人之所以能生存，其理在气血调和，阴阳平衡，生机勃勃，欣欣向荣，体皆健壮。若气血失调，则死机潜伏，垂危欲绝。故笔者要求习练者，常日习武，频练体肢，皆阴阳平衡，气血畅通，骨壮筋柔，全身力宏，益寿延年。

气与血，为人生养命之源，循行其身，永无静止。而经行之道，亦有一定之规，经行之时，亦有一定之序，丝毫不爽，皆有所现。人身十二经，三百六十五穴。气血沿经络循环一周，气血必经行一度，其经行则以“十二”为准。

好比一个人在“十二个月(经)”中度过每天三百六十五天(穴)生活流动一样。这就是武功体疗学辞典中，所谓的通则康，滞则衰……基本哲理，不可不知也。

第一节　落枕点穴法

● 原因

落枕是急性单纯性颈项强直疼痛和活动受限，以办公族、金领、白领见多。由于轻微外伤、睡眠姿势不良、身体虚弱、疲劳过度或受凉而引起颈椎神经牵拉及某些肌肉痉挛等一系列症状，有的症状数日后可自行消失。

● 病症

表现为颈项强直、疼痛，常有转头、仰头、点头等姿势受限。有时伴有肩胛内角处疼痛，上臂活动时疼痛加重。检查时可发现一侧颈部肌稍有痉挛，有明显痛点及痛线，可触及神经的反应感，颈部活动受限。颈椎棘突旁有压痛。本病武功体疗学称为“失枕”、“项颈结”。由于颈肌长期牵拉或扭伤而强直发病或风寒侵袭，气血阻滞不同所致。

● 自我点穴疗法

○ 点穴：风池（图 4－1－1）第七颈椎棘突与肩井穴连线中点。

○ 操作：自然放松，用拇指指腹从患侧风池穴缓慢向下滑至第七颈椎棘突与肩井穴连线中点处，按压 1～3 分钟，手法由轻到重，同时转动头部，症状改善不明显者，可重复上述手法一次，并加按别天等穴（图 4－1－2）。

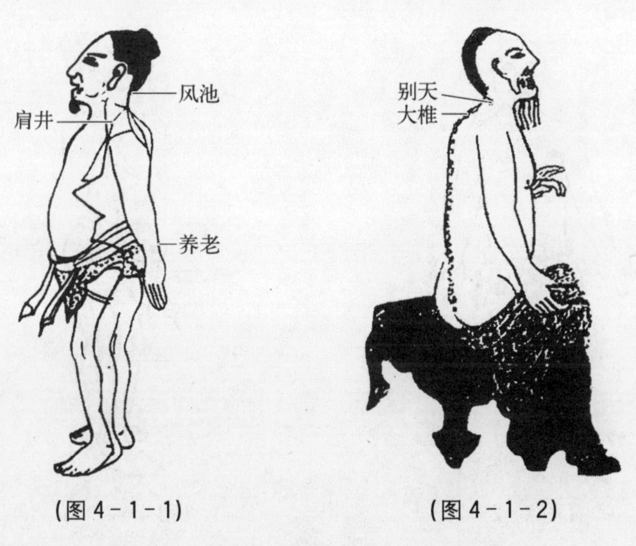

（图 4－1－1）　（图 4－1－2）

第二节　喉咙痛点穴法

● 原因

咽喉炎是指咽部位黏膜的急性炎症，常与鼻炎同时并发。常为上呼吸道感染及慢性炎症所致。外因为过度吸烟饮酒，外界不良的刺激，如室内装有空调而空气过度干燥等。

武功体疗学者发现咽喉炎多由肺胃积热、外界受风邪，浊气污染以致咽喉部气血凝滞引起局部红肿及咽痛。

● 病症

咽喉黏膜红肿、充血、干燥、刺痒、疼痛，吞咽时疼痛明显，伴有干咳，并常咳出稠黏液，偶而有恶心，声音嘶哑。严重者伴有胃寒发热，全身不适的症状，养生艺术家称为"喉风"等范畴。

● 自我点穴疗法

○ 用拇、食、中指点揉咽喉部两侧 12～18 次。

○ 用拇、食指捏揉咽喉部皮肤 12～18 次，使局部发红、咽喉发热为佳。

○ 点穴：天突(图 4－2－1)、拿压足三里等穴(图 4－2－2)各 30 秒，每日早晚各一次。注意：每日用淡盐水漱口为宜。

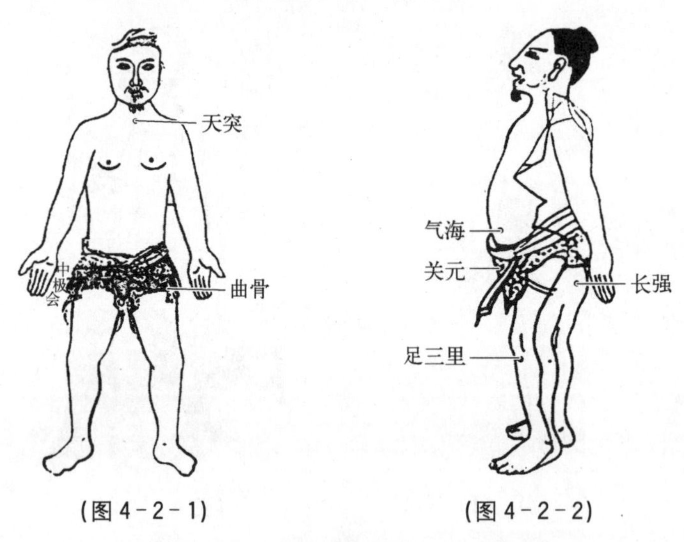

(图 4－2－1)　　(图 4－2－2)

第三节　肋胁胀痛点穴法

● 原因

由于营养过剩，极度疲劳，思虑过多，情绪不好，或感受外邪等所致。两肋为肝胆经脉所布。胸肋疼痛多因肝气郁结，胸阳不振，阴寒内盛，气机不通或淤血停留，经络受阻所致。当呼吸变化时疼痛加重。

● 病症

表现有头痛、肚子胀、右侧肋胁疼痛（或轻或重），食欲不振，食后胀满，精神疲倦，睡眠不好，有的眼睛微发黄，小便也黄，大便不正常。第七胸椎有压痛，第九胸椎两侧肝俞处也有压痛。

● 自我点穴疗法

点期门、章门等穴（图 4－3－1）。淤血停留，经络受阻：点、按、揉、推、压痛点 6～12 遍。肝气郁结，精血亏损：运气按揉患者侧胸肋，拿肩肌肉、背肌 6～12 遍。

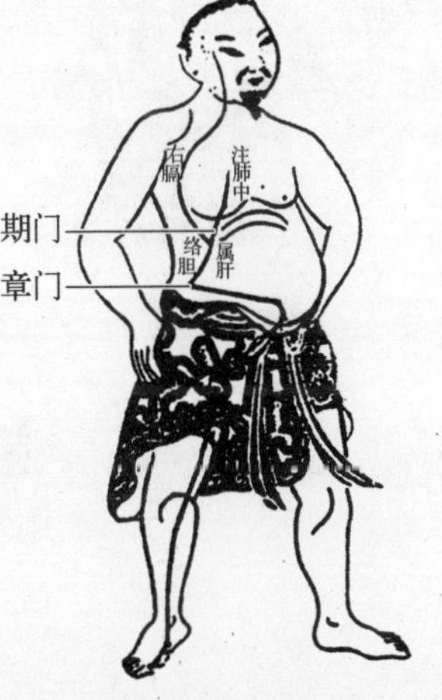

（图 4－3－1）

○ 注意事项

（1）点穴治疗胸肋痛，具有宽胸止痛的功效。但临床上要注意，凡胸部疾患如肺气肿、胸膜炎等慎用。胸肋骨折及肿瘤病变应禁用。必要时，需进一步做有关检查。

（2）点穴治疗胸肋痛，着重用指掌的内劲，力点要均匀、轻巧、灵活，以防止其他损伤。

第四节　积累性腕指关节炎点穴法

● 原因

由于腕指关节同时在外力的作用下，屈伸的肌腱长期受到积累而疲劳，引起腕指关节变窄和软组织损伤，从而出现麻木、触痛、肿胀、活动障碍的状况。

● 病症

临床表现为腕指关节局部肿痛，腱鞘有增厚变硬的感觉。武功体

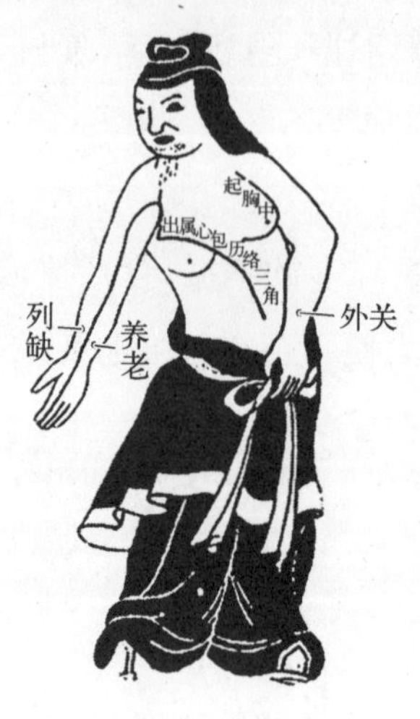

(图 4-4-1)

疗学科曾提到，此症因过多劳损而引起气血淤滞，经络受阻，导致筋脉失养，属于“筋凝症”。

● 自我点穴疗法

○ 点穴：外关、列缺(图 4-4-1)。

○ 操作：点激时，力度均匀，由轻到重，持久不断。

○ 完毕后，腕指缓慢牵拉拔伸，达到解挛放松的目的。

○ 注意保暖，每日 2～3 次。

第五节 便秘点穴法

● 原因

便秘是指排便间隔的时间延长，常因精神紧张、神经紊乱，造成传导功能失常，粪便在肠内停留时间过久，水分被吸收而粪质干燥、坚硬。再则，由肠黏膜应激反应减弱，排便反射消失等原因所致。

● 病症

临床表现为大便干燥，排便困难，经常 3～5 日或 7～8 日才大便一次；有部分患者大便次数正常，但粪质干燥，坚硬难排，或少数患者时有便意，而大便并不干燥，但排出艰难。便秘日久，常常会引起其他症状，如腹胀，甚至腹痛、头晕脑涨，食欲减退，睡眠不安等。有些患者往往引起痔疮、肛裂。武功体疗学者认为，便秘属“阳结”、“大便难”、“阴结”等范畴。本症因机体阳盛，嗜食辛辣、香燥导致胃部燥热，津液消耗。

● 自我点穴疗法

(1) 在运气后于气海、关元、足三里(图 4-5-1)等穴进行点、按、推法及配合腹部施揉法。当腹部有热感或肠蠕动感即可。

(2) 运气按推背部大肠俞(图 4-5-2)、命门等穴(图 4-5-3)，时间 5～10 分钟，并配合点压法，反复 6～12 遍，以热感或腹部肠蠕动感为宜。

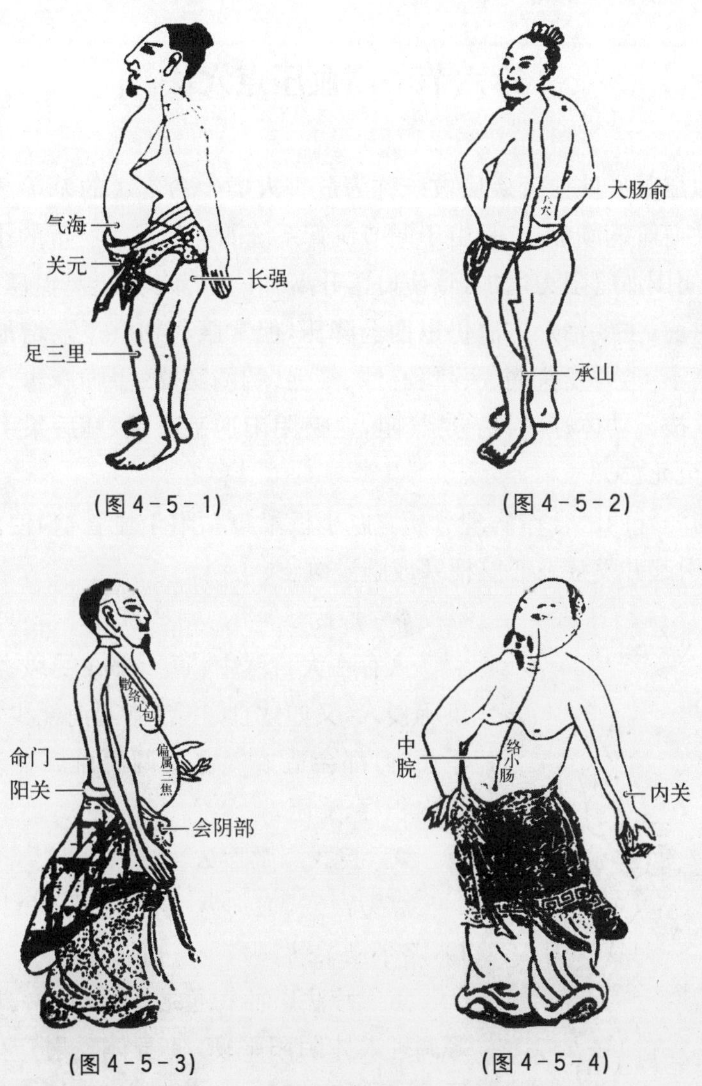

（图 4－5－1）　（图 4－5－2）

（图 4－5－3）　（图 4－5－4）

（3）采用运气于手掌，平推或点揉背部脊椎两侧大肠俞，由上向下反复6～12 遍，以热感为宜。

○　注意事项

（1）加强体质锻炼，配合自我点揉中脘等穴（图 4－5－4），每日 2～3 次，以增进局部肠蠕动功能。

（2）忌食辛辣的食物，多食一些蔬菜水果。

（3）有痔疮、肛裂的患者，需及时找痔疮医生治疗。

第六节　高血压点穴法

高血压是心脑血管疾病被统称为危害人类生命健康的杀手之一，是一种世界性血管病顽症，它是由于调节血管系统的神经发声严重的小动脉、痉挛收缩，周围血管阻力增加，致使血压升高。一旦确诊患上高血压就要终身服药。目前，主要治疗方法仍以西药降压，但常服药物会逐渐增加病状，血压降持高不下，并发头痛、头晕、心悸、气促、胸闷腹痛、手脚麻木、浮肿等并发症。这按武功体疗学说：是气阻，血瘀阴阳逆乱所致，其后果引发中风、偏瘫，甚至死亡。

我与海外西医合作病理分析：血小板聚集粘附于血管壁，使血管壁增厚硬化，引起并发症及心脑梗塞或脑溢血。

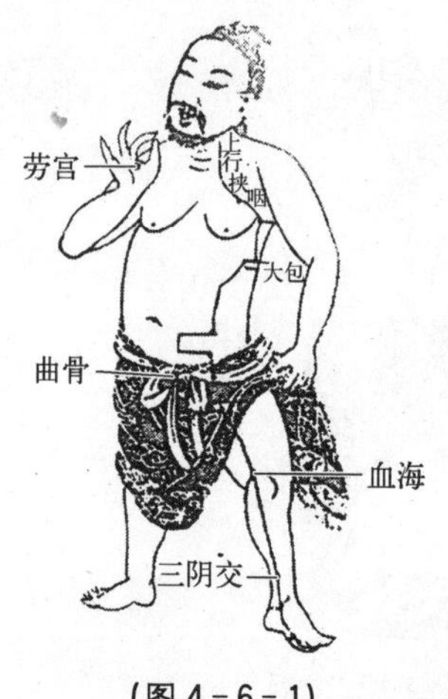

（图 4－6－1）

● 原因

人存在大自然中，每天都在受风、湿、火、污染等侵入，又如饮食过量、体能消耗少，食、消不平衡等，都会造成气血失调而血瘀在动脉毛细管内积存、受阻。

● 自我点激疗法

点劳宫穴、血海穴、三阴交等穴（图 4－6－1），略带刚柔劲。

点穴疗法以补气通络、活血化瘀、祛风排毒等调理人体阴阳平衡，使身体反射产生波动传导，达到调理经脉，利营卫之气，活血通络等作用，使小动脉血管痉挛缓解，改善血管循环畅通。

第七节　痛经点穴法

● 原因

凡是在月经前、中、后发生腹痛或其他不舒适，影响生活、工作及劳动的称为“痛经”。中医学称痛经为“经来腹痛”或“行经腹痛”。痛经一般分为原发性和继发性两种。痛经病人经过详细检查，未能发现盆腔脏器有明显异常者，称原发性痛经；痛经病人经检查发现有盆腔炎、肿瘤或子宫内膜异位等病症者，称继发性痛经。

● 病症

表现为每逢月经来潮，就发生难以忍受的下腹部阵发性疼痛，有时会发散到腰部，常伴有恶心、呕吐、尿频、便秘或腹泻，严重者腹部剧痛，面色苍白，手足冰冷。一般经血畅流后，腹痛缓解。个别病人对每次月经来潮如临大敌，精神十分紧张，通经发作时，只能卧床休息；痛经过后，又如大病初愈。这样的情况月月重演，患者痛苦不堪，影响身心健康和正常的工作、学习。

武功体疗专家认为，本病多因气滞血淤或寒凝经脉气机运行不畅，脉络阻滞不通。不通则痛，而产生小腹疼痛。

● 自我点穴疗法

(1) 在腹部选一与疼痛有关的痛点，由轻到重进行点按，至腹部及下肢有灼热感为好，同时结合点脐中、关元(图 4－7－1、图 4－7－2)等穴。

(2) 点腰眼、臀外穴等穴(图 4－7－3)，以腹部有灼热感为好。

点穴：血海、三阴交等穴(图 4－7－4)各 1 分钟。

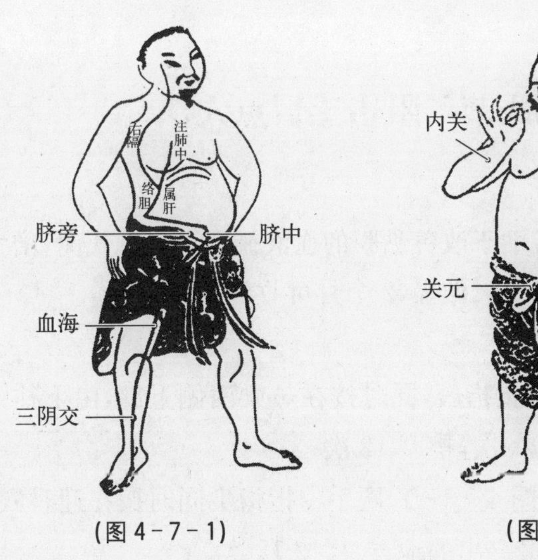

(图 4－7－1)

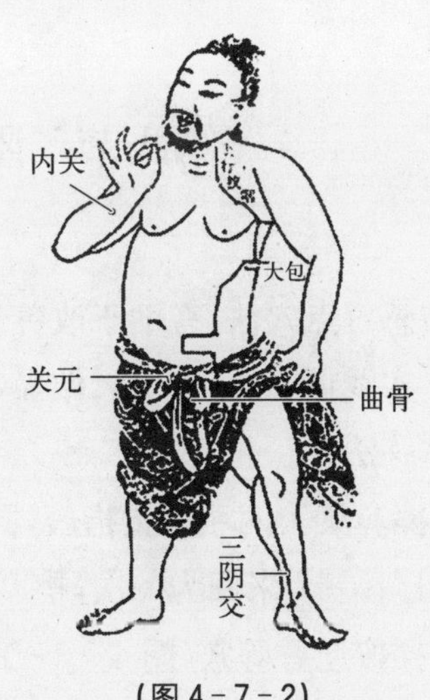

(图 4－7－2)

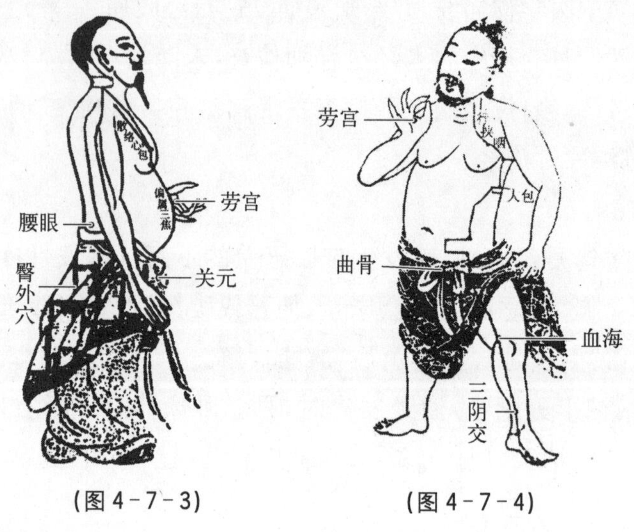

(图 4-7-3)　　(图 4-7-4)

○ 其他治疗

治疗期间应注意休息，避免剧烈运动及过度疲劳，还应避免生冷寒湿，忌用冷水洗澡，饮食方面忌食生冷，精神方面消除恐惧、焦虑及精神负担。

以上手法，每日早晚各一次。

注意：① 注意月经期卫生，经期注意保暖，避免寒凉，可用热水袋敷小腹部，腰骶部及足底部。② 避免过度的精神紧张、生气。禁忌吃生冷辛辣食物。③ 适当休息，劳逸适度。

第八节　阻击感冒点穴法

预防感冒点穴法，有助于改善黏膜的血液循环和新陈代谢，增强抵抗感冒能力。实践证明，坚持每天做操，2 个月可收到良好效果。

具体练法：

● 擦鼻梁　两手中指指腹，同时按在鼻梁两侧下部，由下往上。再由上往下，上下一个来回为一次，擦摩 12 次。

● 揉按迎香等穴(图 4-8-1)两手中指指尖同时按在迎香穴部位，即鼻唇沟上段正对着鼻翼最突出的地方，揉按 12 次。

● 干洗脸　两手按着面部，手指指尖贴着眉毛上部，右手顺时针、左手逆时针，由内向外在整个面部做洗脸动作，共洗12次。

● 两手食指和中指，同时按在地仓穴部位，即嘴角的左右处，由下向上移动点按，经迎香、印堂到百会穴时，两手翻转，两手指方向向前，两手全掌按在头顶部，然后再向后移动点按至后颈部的风池穴，共点按6次。

● 揉按胸部　男子先用右手按左侧胸部，以乳部为中心，顺时针方向揉按12次。

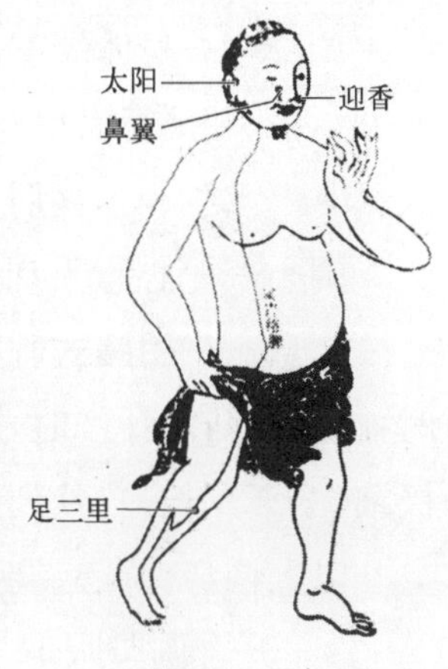

(图4－8－1)

女子先左手按在右胸，后右手按在左胸，动作和次数与男子相同。

注意事项：

○ 每日早、中、晚(饭前饭后均可)，各做一次。

○ 做操时，揉、按、擦、点动作的轻重要适当，切忌使劲出力。

第九节　明目点穴法

武功体疗学认为，眼睛与肝脏相对应的器官，具有密切联系，譬如肝脏不佳的话，则会两眼昏暗无神。

● 功法介绍：

这套“武功体疗明目点穴法”，是运用武医学原理，结合吐纳(气息)疗法进行，所谓“取天地之气养人”，调脏腑三精养目。“通过运气按点眼穴，而达到“一气补穴，以穴调脾”之效，正如《养生艺术经典》云：“五脏六腑之精，皆上注(集中)于目而能视(看清)。故运气点穴养目，则双目松弛祛疲而明矣。”

● 功效：

明目，对近视及假性近视，具有缓解减轻的疗效

● 具体练法：

○ 调身、调心、调息

调身——身体端正稳坐凳上，两腿自然分开，与肩等宽，两膝关节弯曲成90度，两小腿平行而垂直于地面，两脚底平踏地面。两手掌朝下，自然平放在两大腿中三分之一处，两肘关节自然弯曲，躯体端直，头颈端正。舌抵上颚、合目。

调心——心意平和，思想集中。

调息——用腹式呼吸，一呼一吸，感觉到气体能够到达小腹。在吸气时，腹部外凸。呼气时，腹部内收，呼吸时丝毫不可用力，要使鼻息出入极轻极细，渐渐深长，自然到达腹部，如此呼吸12次(一呼吸为一次)。

以上调身、调心、调息三法，须连贯而行，同时并用，不可逐节分割去做。

○　开合调节眼球

在基础功法上，吸气时眼睛睁大，然后，呼气共6次。

○　意守眼球

闭目，在基础功法上把意识轻轻集中于双眼球，呼吸6次。

○　定睛注视前方一目标

开目。在基础功法上，睁大眼睛平行，直视前方的明显目标，呼吸6次。

○　合掌候气

在基础功法上双手移上胸前，掌心相对，微微相合，指尖向上，呼吸6次。

○　外气点揉穴位，闭目。

◇　点揉承泣、丝竹穴、四白、睛明等穴(图4－9－1、图4－9－2)

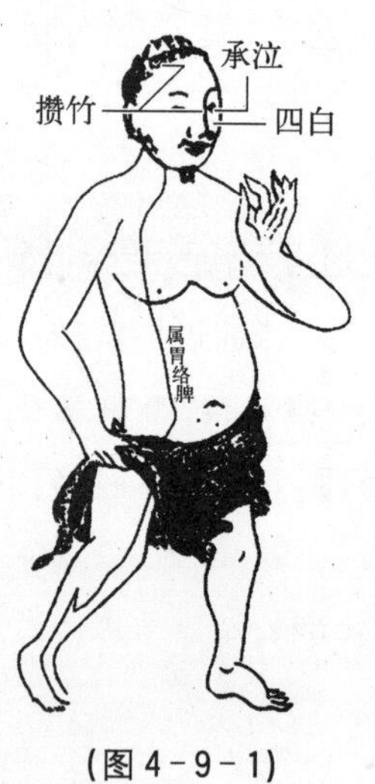

(图4－9－1)

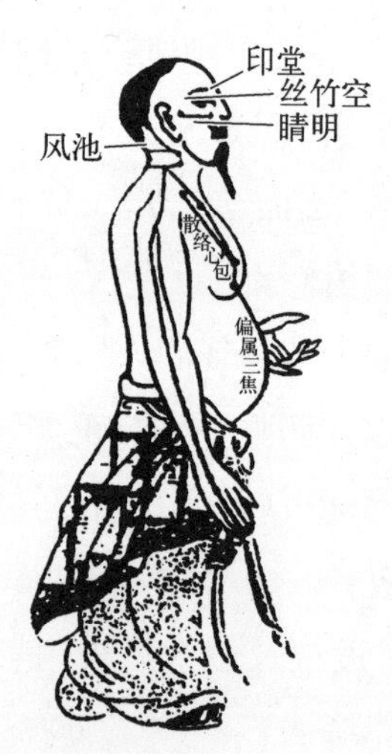

(图4－9－2)

以两手食指尖同时取穴，手法从轻到重，吸气时按，呼气时松，呼吸6次。然后用中等力度顺、逆时针各揉6次。

◇　点印堂等穴

◇　点风池等穴

◇　点四白等穴

◇　点睛明等穴。以两手拇指尖同时取穴。

○　收功

双手合掌，自然呼吸，然后用两掌揉擦头面颈部，渐渐睁开眼睛。

○　注意事项：

◇　练功时，要保持心平意和，思想集中，身体各部份自然放松。

◇　动作、取穴必须准确，点激时，穴位部位应以酸、麻、胀、微痛感为宜。

◇　每天早晚练功一次，如眼睛感觉疲劳时，可适当增加练功次数。

◇　练功最好在绿荫树下。环境宁静 ，温度适中。避免风、寒、暑、燥。

◇　练功后，不宜剧烈运动，尤其游泳。

◇　练功有一段日子后，“合掌候气”时感到掌心有热气感，表明练功见效。

上海扬子江武功体疗院科研部通过实例证明，如经过一年半载的连续操习，可把原来常戴的老花眼镜脱掉，而且可以看较小的字迹。

第十节　甲状腺点穴法

随着现代人生活节奏不断加快，内分泌紊乱症状有所增多，已成为影响人类寿命最重要的疾病之一。鸿博养生艺术院科研人员数据显示，发现都市青年人患甲状腺几率有增高趋势，尤其是年轻女白领发病率更高。

●　究其易患甲状腺癌原因

甲状腺位于颈部气管前下方，重约20～40克，是人体最大的内分泌腺体。甲状腺是由甲状腺滤泡的上皮细胞组成的。甲状腺滤泡是甲状腺的基

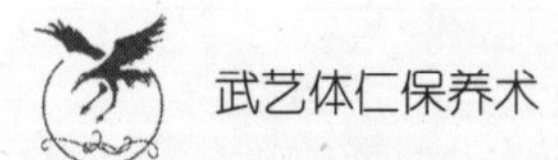

本结构单位，也就是说许许多多甲状腺滤泡组成了甲状腺，只有甲状腺才能产生机体不可缺少的甲状腺素。

甲状腺癌之所以出现女多男少的特点，与甲状腺承担的生理功能有关。甲状腺癌是内分泌器官癌症中发病率最高的一种，它位于喉结下方、气管两侧，是人体重要的内分泌器官，承担着人体摄取和储碘的功能，同时合成和分泌影响细胞代谢、胎儿和婴幼儿发育等功能的甲状腺素。

而包括雌性激素和孕激素在内的女性激素，很可能参与甲状腺癌发生、发展，体内雌性激素水平越高，越有助于甲状腺癌发生。因此，引起癌症的根本原因是器官细胞的反复损伤。女性本身就比男性体内雌性激素多，再加上 20～40 岁女性处于生命旺盛期，体内激素水平是一生中最高的，因此在此阶段甲状腺癌患者中以女性居多。另外，碘摄入过量也会影响甲状腺正常生理功能，增加患甲状腺癌危险。

居住在沿海城市的居民平时较多摄入海味产品，而且爱吃腌制海产品，不但可引起相关甲状腺疾病，更为甲状腺埋下隐患。所以，平时应坚持食用碘盐，不用额外补碘，年轻女性尤其应注意。

● 自我防御

甲状腺病症的出现及发展很大程度上是由于甲状腺受刺激引起的，现代节奏加快、竞争和压力加剧、睡眠不足导致身体抵抗力下降都有可能引发甲状腺疾病，所以平时不要忽视对甲状腺疾病的预防。甲状腺病有甲状腺不够活跃和甲状腺过度活跃以及甲状腺炎。特别要注意的是，甲状腺炎由于初期症状为发热、乏力、心悸、咽喉疼痛不适，常被误认为普通感冒而延误治疗。所以如出现颈部增粗和颈部疼痛明显，并伴有心慌、汗多等症状时，大多是甲状腺炎。一般平时注意调节工作、生活和学习节奏，合理营养，加强锻炼，避免病毒感染可预防甲状腺炎。

此外，由于精神因素对内分泌器官的影响比较大，体内激素对甲状腺会产生不同程度的刺激和影响，因此保持乐观的情绪有助于预防甲状腺疾病。20 岁以上的人群，尤其是精神压力过大的白领女性、有家族甲状腺史，以及沿海地区甲状腺病多发居民等甲状腺疾症高危人群，每年应至少到正规的专科医院进行一次体检。

自我防御功法：点拿天突等穴(图 4－10－1)、别天等穴(图 4－10－2)各 9 回，每日早中晚三次均效。完毕，浑身气血畅通，好比网络连接畅通无阻，人体元气开启回复。

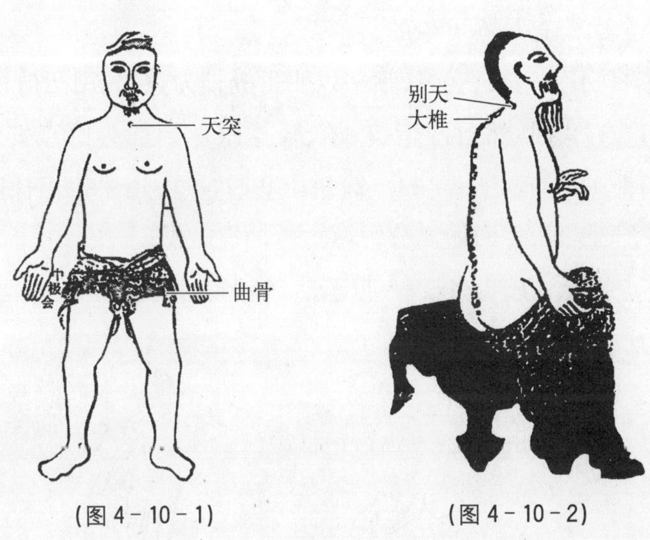

(图 4－10－1)　　(图 4－10－2)

第十一节　青光眼点穴法

上海社会科学院亚健康研究中心调查显示，目前新生代阶层的青光眼患病率已高达 2%以上，应引起重视，整天与电脑结伴，工作辛劳且经常精神紧张的职业人群逐渐成为青光眼高危人群。

青光眼作为一种常见眼病，过去主要是老年人疾病。但近年来的临床调查发现，该病开始出现年轻化趋势，不到 40 岁的中年人，甚至是二三十岁的青年人成为庞大的青光眼病人群体，约占总病人的一半，其中年轻女性占 60%。

调查发现，情绪是诱发青光眼的重要因素。紧张、焦虑、抑郁、急躁的人在工作压力较大和生活没有规律的情况下，植物神经功能可能出现紊乱，眼球压力超过限度就会压迫视觉神经从而损伤神经并致盲。因此，青光眼是一种典型的“心理病”，白领只要学会及时调整情绪，就能预防发生。

“高度近视眼做了激光矫正手术的人，也是高危发病人群”。激光手术对角膜有一定损伤,术后为了消除眼内疤痕所用的激素类眼药对视神经具有一定损伤作用,如果有青光眼家族史,那么发病几率比一般人要高出10倍。

青光眼如果发现的晚,致盲率相当高。因此,建议高危人群应至少每年做一次眼科全面检查是不可少的。

操作时,须用力匀柔、轻灵、频率以明目提神为宜,先用两拇指点太阳等穴(图4－11－1)9回,然后两指按、压、轻揉眼球划周为圆点9回,再用拇指、食指紧拿睛明等穴(图4－11－2)挤压9回,最后用手指点揉印堂等穴9回,收功。每天闲时,每回做5分钟,总之,抽空就做。

艺术要点提示：开明亮眼,一目了然,炯炯有神。

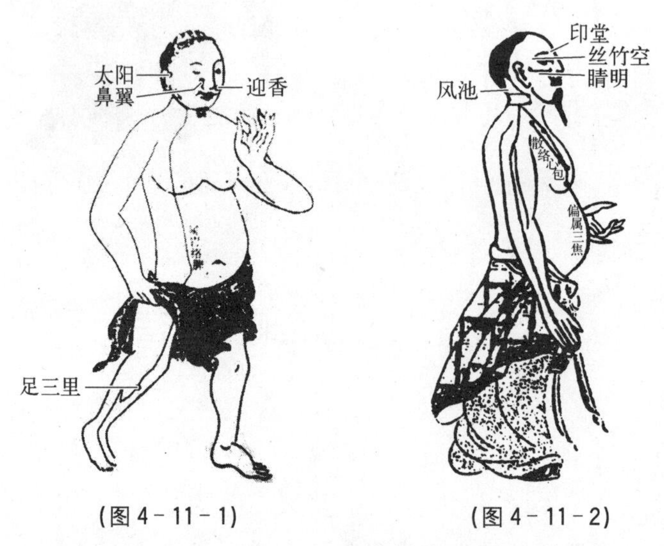

(图4－11－1)　(图4－11－2)

第十二节　反胃、烧心点穴法

养生艺术专家调查研究发现,经常熬夜、好烟酒、三餐不规律、高脂饮食、嗜浓茶咖啡,这些都是影响都市白领族的胃肠功能的主要原因。其中每百人中,就有6～7人会频繁出现烧心、反胃等症状。胃食管反流病是一种常见的消化系统疾病。

在临床上，对肠胃消化系统疾患均以调理肠胃为主，养生艺术云“人之肠胃，好似摩托车的发动机，肠胃是供应人体生长发育所需要营养物质的器官，而发动机是推动车轮前进的动力，如发动机损坏，则其他车轮配件虽完好无损，但也不能正常开动。反之，只要发动机正常，零件的维修是较为容易的。所以，在临床上必须重视调理肠胃，扶佐正气，惟元气实足，虽顽疾亦易康复，若肠胃失治，元气大伤，则机体之修复为难矣，由此可见，只有调理肠胃，才能扶正达气，是为治病之根本”。

随着都市人饮食方式的改变，饱餐、过度饮酒、睡前进食等不良习惯增多，我国胃食管反流病人的发病率在较快的速度增长。发病人群中男性多于女性，胖人多于瘦人，上班族为高危，但是市民对这种疾病认知率并不高。绝大多数患者只是通过注意日常饮食或自行购药来控制症状。预防胃食管反流，关键在于养成一个良好的养生习惯，定时定量进食，清淡饮食，达到和维持一个理想体重。

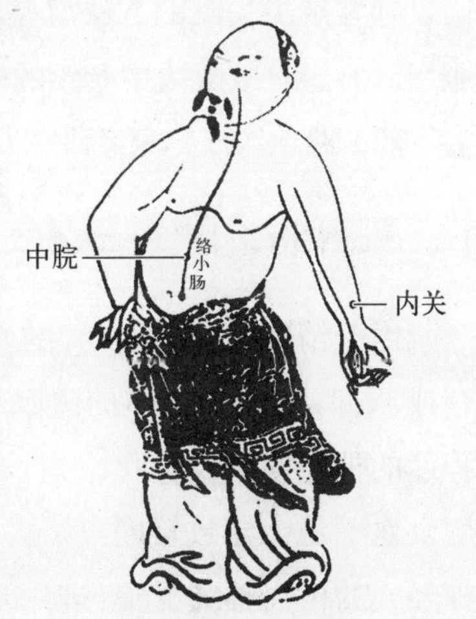

(图 4-12-1)

其养生功法为按揉中脘穴：采用手掌在胃抚按 9 回，然后用掌心按揉中脘等穴(图 4-12-1)9 回，须每天 3 遍，每遍 9 回。但平时注意避免生冷油腻的食物，少食多餐，艺术情志调理是减少紧张、忧郁情绪，力戒不合科学的生活恶习。

第十三节　失眠症点穴法

养生艺术比喻“睡眠是生命宴席上的滋补品”，充足的睡眠是人体健康最好的保障。睡眠充足才能保持清醒时精力充沛，这样更有效调节人体的各种神经机能状态，延缓衰老，增强健康，亦是提高工作效率的最佳途径。

上海鸿博养生艺术院临床验证，90%以上的中老年人都患有不同程度的失眠、顽固失眠。失眠如得不到及时控制，轻则使人昏昏沉沉，神经衰弱，焦虑忧郁，影响工作和生活；重则破坏机体平衡，严重损害人体健康，常见的很多中老年慢性病，如阳痿、记忆力衰退、高血压、糖尿病、皮肤退化、心脏病、气短乏力及慢性炎症等都与睡眠不佳有着紧密相关。

睡卧对于饮食的重要作用，就仿佛炼金需要用火炼一样互促成矣。所以一夕不卧，几天不能复原。所以武功体疗之道，十分重视睡眠科学方法。

通常解决失眠的方法就是吃安眠药，但有一定副作用，因而也不宜长期服用。要想有效解决中老年的失眠问题，关键还是要弄清失眠的原因，然后对症下药。武功体疗专家经研究发现，中老年失眠的主要原因有以下几种因素：

一、情绪因素

由于情绪的波动、精神的刺激、长期的抑郁烦闷等引起中枢神经异常兴奋或压抑，破坏了机体的睡眠—觉醒“生物钟”。大多数失眠患者都有不同程度的神经损伤及退化。如长期用脑过度，可导致大脑轻度供血不足，而轻度供血不足会导致轻度离子失衡与钙内流，影响神经递质的分泌，导致部分神经元的树突轴突受损，进一步影响突触级连，信号传递及递质传递受阻，部分神经细胞因此水肿坏死，而很多神经细胞处于受损状态。中枢神经亦不例外地出现老化改变——神经细胞内脂褐素堆积、老年斑沉积，造成神经细胞功能异常，因此不能保证优质的睡眠。

二、社会因素

多发生在不适应的睡眠环境条件下，如：嘈杂的环境和外界各种不良刺激等，长时间的职场竞争而带来心理压力的波动因素作用，导致大脑缺血缺氧，反映迟钝，记忆力减退等心身失调。这正如笔者说的“身安不如心安，心宽强如屋宽”。

三、药物因素

某些作用于中枢神经类的药物可直接导致失眠，有的又形成依赖性，撤药时可继发失眠。如甲状腺素、单胺氧化酶抑制剂、笨巴比妥类、艾司唑伦类等。

四、疾病因素

还有部分失眠患者是由于其他疾病造成的，如很多病人反映失眠不愈，结果到医院检查是脑萎缩，而有的帕金森病可引起长期失眠。

五、调心情烦躁疗法

身安不如心安，心宽强如屋宽。当心情烦躁时，可自已用一只手的拇指或食指掐住另一只手心包经上的大陵等穴(图 4－13－1)(内关下的腕横纹上)，轻重以稍有点疼痛为度。也可以一掐一松，有节奏地进行。这样调一阵子，心情可渐渐平静下来，甚至心中有清凉感。

要想有效解决常见的失眠问题，就必须调节大脑的神经功能和睡眠觉醒机制。武功点激术能修复受损的神经细胞，使神经细胞树突、轴突生长，解决神经递质的分泌紊乱现象，恢复"睡眠—觉醒"机制，促进调节睡眠功能，达到优质睡眠状态。从根本上解决失眠和记忆力下降的原因。

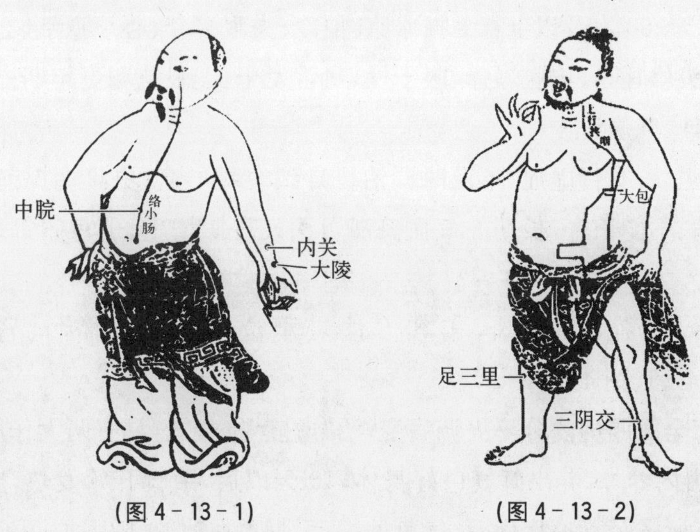

(图 4－13－1)　(图 4－13－2)

采用武功体疗中含胸拔背、气沉丹田，吸气时用意念于拇指端并集中于点拿交错于三阴交、足三里等穴(图 4－13－2)由下至上来回 9 次，然后用中指点揉百会穴 9 次。其养生功法特点，以指代针，用内劲传送于体络肌肤。

须每天3遍不可少。艺术要点提示：安眠定志，起居怡然，作息焕新。

第十四节　女性手脚冰凉　晨起眼睑浮肿色斑点穴法

中华武功体疗曰："十女九虚"，因女性要经历"经、孕、产"的过程，很容易气血亏虚，气血两虚又极容易损耗"肾精"，逐步形成气血肾三虚，导致内分泌、雌性激素以及各项代谢功能紊乱，就会出现中医所讲的"虚症"，其临床状况表现为：

1. 21—30岁：手脚冰凉，冬天白带增多，痛经、月经不调、不易受孕或孕后易流产、脸上起痘、色斑；

2. 30—45岁：手脚冰凉，头发枯燥易断易脱，出现白发、皱纹、面生色斑或原黄褐斑加重，面色晦暗、"性趣低下"、晨起眼皮时常会浮肿，稍重者劳累后小腿浮肿；

3. 45—60岁及以上：手脚冰凉、怕冷、失眠多梦、心烦意乱、心慌气短、出虚汗、头晕耳鸣、皮肤燥痒、眼干燥、口舌发干、老眼花和更年期提前来临，老年全身酸麻痛。

武医学表明："虚症"不及时调治可导致容颜早衰，更年期提前，老年人体弱易病、不能长寿，长期的气血瘀滞可引发乳腺增生、子宫瘤等多种疾病甚至恶变。

故治"虚症"除色斑，美容方法点承泣穴、玉枕、攒竹、肾俞等穴(图4-14-1、图4-14-2)。

治疗全面调理内分泌失调病变，治"虚症"抗衰老，具有两大作用。

1. 由内养外，养出好气色好身体，10天以后，手脚开始发热，虚症各种症状均有所减轻。一疗程后，气色见好、手脚不在冰凉、睡眠加深了、晨起眼皮不肿胀、腰腿不酸痛浑身有劲、不脱发、性趣恢复了，内分泌正常，恢复了气血，津液的自我生成机能。

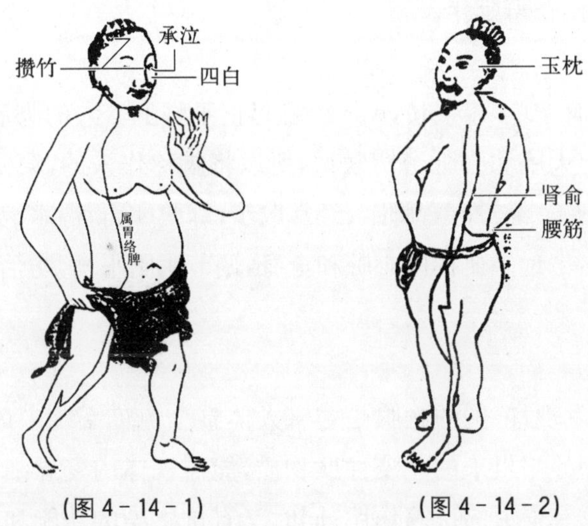

（图 4-14-1）　（图 4-14-2）

2. 内养外润，高效修复容颜衰老：2—3 疗程后，不贫血、月经规律了、面色红润有光泽，小皱纹也变浅看不见了，皮肤有弹性，滑嫩的就像刚做过美容似地，身边的人会惊奇的发现你年轻漂亮了很多。体质虚弱或年龄稍大者，变得身体硬朗强健少得病，回归美丽健康体质，感觉年轻十岁了。

第十五节　教你点穴人体 5 大保健区

经常对人体的五大保健区进行点穴，可改变原来精神萎靡，只要持之以恒就能有效地防治疾病，健身强体，延年益寿……

1. 腋窝

腋窝是血管、淋巴、神经最丰富的地方。它的健身奥秘之处，在于刺激后会使大笑；笑时各器官能得到运动，促进血液循环，并使各器官充分的到养分和氧气的交换，使大脑、心脏以及肺部都受益匪浅。故专家们称之为“腋窝运动”。

2. 肚脐

肚脐常被养生学家誉为“保健要塞”。肚脐为神阙穴，中医常用药物贴敷肚脐，治疗心绞痛、消化不良等病。经常按摩肚脐有预防和防治中风的作用，能祛病健身、益寿延年。

3. 脚底

人的脚底有70多个穴位，6条经络起止于脚上。人的脚底有成千上万个末梢神经，与大脑和心脏密切联系，所以将脚称作人的“第二心脏”，可见脚的保健的重要。经常弯弯脚趾、经常散步、踩鹅卵石、温水泡脚等，有促进脚部血液畅通，把远端血推向心脏和全身，调节阴阳平衡，防治疾病，健身益寿之功效。

4. 前胸

点激疗法发现，前胸的胸腺是主宰人体整个免疫系统中最重要的免疫器官之一，胸腺分泌出来的免疫性肽物质，能监视体内变异细胞，并毫不留情将其消灭，故有强大的抗癌作用；同时又有抗感染的功能和抗病能力；对于延缓衰老也有一定作用。只要每天坚持用手掌上下摩擦前胸（上至颈部下至心窝部）100至200次，就会激活胸腺，起到防病健身，祛病延年的作用。

5. 脊柱

脊柱是养生的关键区域，它是人体两条最大的经脉中督脉的行经之地。脊椎两侧的经络与五脏六腑的关系极为密切。经常按摩脊椎，则可激发经络的疏通，气血运行，血脉流畅，滋养全身器官而健身。

第五章　点激手法基本功

第一节　基 本 功 法

中华武功体疗学科有着积淀深厚的文化底蕴，经过长年累月的摸索、总结、发展，创新出整套系列的点激功法。因此，练功是保证防治效果的先决条件，也是武功体疗体必修的基础课程，久而练之，就能达到自身的升华，从而大大增加治愈的几率。

基本功是进行点激疗法的基础，亦是疗效的根本。主要包括手功、腿功、腰功、桩功、臂功、松肩等功法。通过这些基本功的训练，可以增强各种肌肉、各个关节肌腱、韧带和灵活性、柔韧性、伸展性和力度，同时也可调整内脏器官的呼吸功能，达到自我保健、提高点激功力的目的。

武艺体仁保养术中的点激疗法基本功的练习是结合头部、上肢、下肢、躯干的功法训练来完成的。这种训练只要遵循由浅入深、由易到难、循序渐进、认真细致与刻苦琢磨的原则，定能获得伸屈自如，柔韧灵活的运动技巧。还要注意运动方向和路线变化，同时也要强调呼吸、精神、功力、节奏的基本要求。这样再学习“武功点激拳”，就容易掌握了。自学者只要多想、多练、多看、多问，再加上持之以恒、不断进取的精神，定能取得理想的效果。

一、身躯

1. 甩腰

两脚立正，两手臂上举，手心向前，上身以腰部为轴，动髋关节前仰后弯甩动（图 5－1－1、图 5－1－2），像风筝似的前后甩摆自如。

注意：甩动时要快速、有力，两脚不能移动。初练时应慢，以免摔倒。

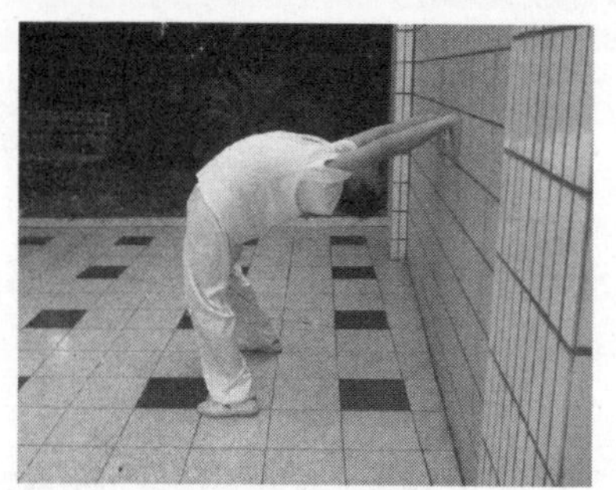
（图 5－1－1）

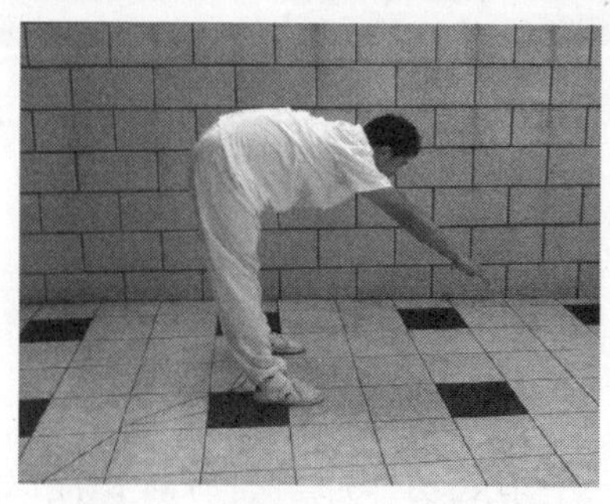
（图 5－1－2）

2. 吊腰

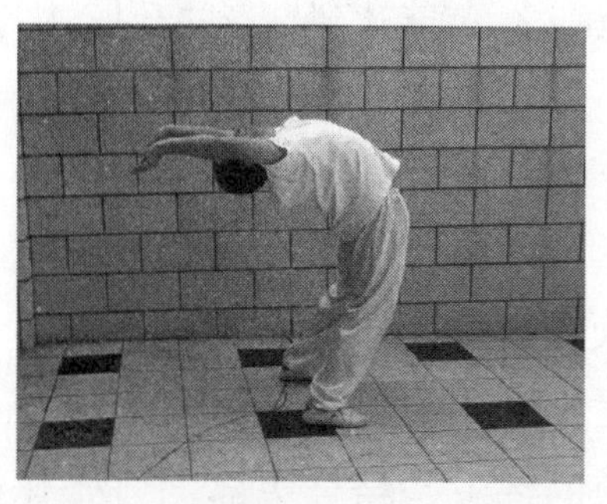
（图 5－1－3）

两脚开立与肩相齐，两手直臂上举，目视掌背，上身以腰部为轴，带动髋关节前仰后弯，静止不动（图 5－1－3），好似猿猴在树上倒摘果子般。

注意：腰部后仰时，腹挺手沉，动作要舒展。

以上身躯锻炼几乎都与腰部有密切的关系，因此我们说腰是人体活动的中枢。

腰部包括背、腹、臀等部位。要练好武功点激技艺，腰功是至关重要的。拳谚曰："练拳不活腰，终究艺不高"。这道出了腰应如蛇行的宗旨，形成了武术势正招圆、体随势变的身法，表现了以腰带手，力发于腰，柔软灵活、坚韧有力而又曲折善变的特点。另外通过对身躯的锻炼，对胸腔、腹腔中的内脏器官机能具有较好的调理功效。

二、上肢(手功)

1. 拳形

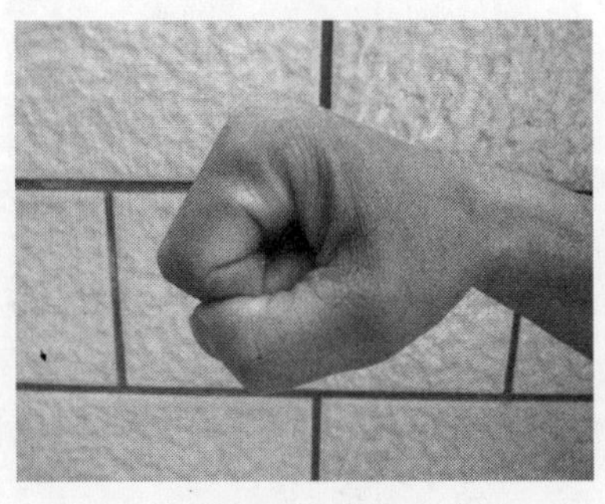

(图 5-1-4)

拳形为四指并拢,向内握紧,拇指弯屈,压在食指和中指的第二指节上(图 5-1-4)。

2. 拳

(1) 俯拳——掌背朝上,掌心朝下。

(2) 仰拳——拳心朝上,掌背朝下。

(3) 直拳——掌眼朝上,掌轮朝下。

武云:拳如锤。

3. 拳法

(1) 前冲——先屈肘,以拳面为力点,向前猛力冲出,注意肩放松。

(2) 上冲——先屈肘,以拳面为力点,向上猛力直伸。

(3) 上挑拳——直臂,以拳眼为力点,从下(或从前)自前向上摆在上举部位。

(4) 前劈拳——直臂,以拳轮为力点,从上向前落下。

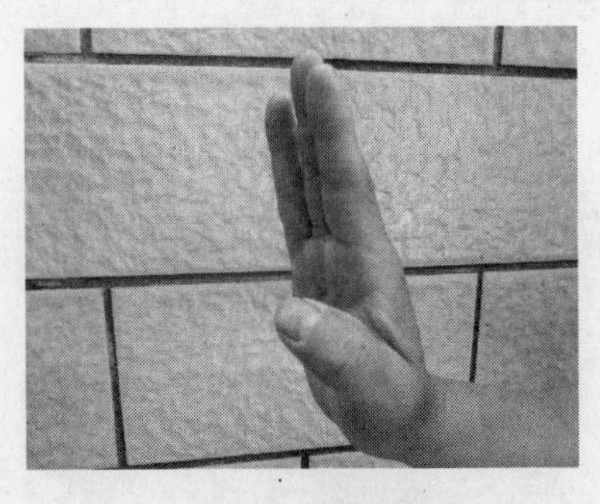

(图 5-1-5)

武云:迅如雷。

4. 掌

四指伸直并拢,拇指紧贴于食指侧面(图 5-1-5)为掌。

(1) 复掌——掌背向上,掌心向下。

(2) 仰掌——掌心向上,掌背向下。

(3) 立掌——掌指向上,掌背与小臂成 90 度,成立掌,或称正面掌。

(4) 直立掌——掌指向上,手臂向上直举。

武云:掌如刀。

5. 钩

五指撮在一起,腕关节向下弯屈成钩状(图 5-1-6)为钩。

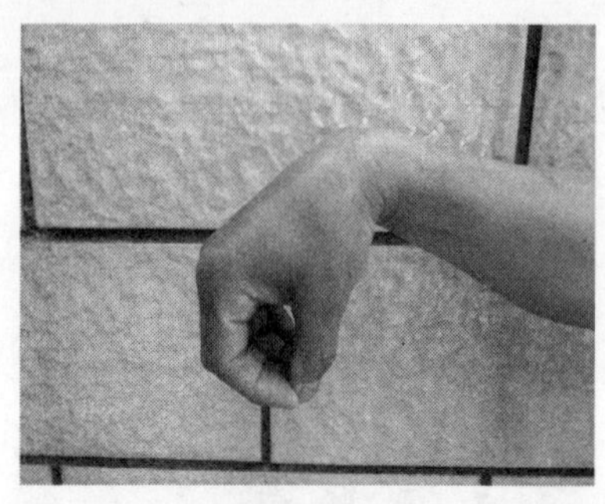
(图 5 - 1 - 6)

(1) 正钩手——钩顶向上，钩尖往下。通称为正钩手。

(2) 反钩手——钩顶往下，钩尖向上。通称为反钩手。

武云：钩如啄。

6. 爪

(1) 龙爪

四指并拢，拇指向外展开，腕关节尽量下压为龙爪(图 5 - 1 - 7)。

(2) 虎爪

五指远端两节指骨弯曲、分开，指端内钩，中指掌心略凹，成虎爪(图 5 - 1 - 8)。

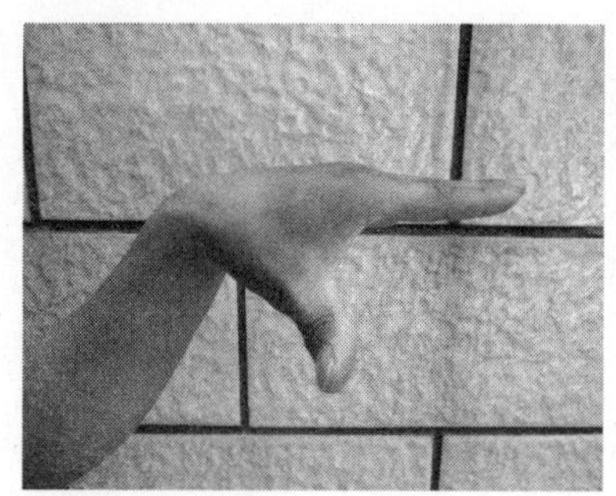
(图 5 - 1 - 7)

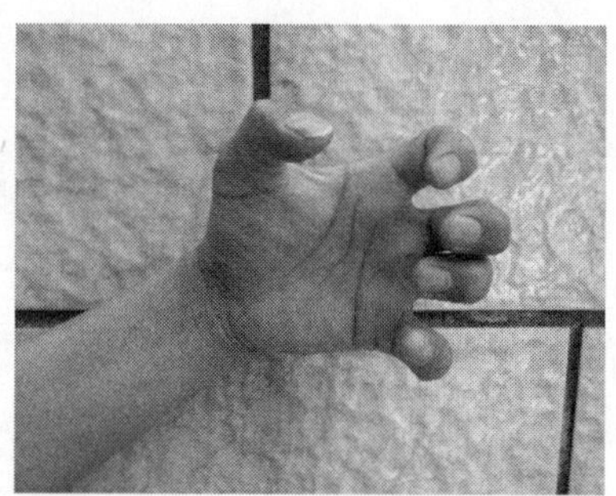
(图 5 - 1 - 8)

(3) 鹰爪

四指并拢，拇指向外伸张，同时五指的指端指骨向里曲，腕关节向上凸，成鹰爪(图 5 - 1 - 9)。

武云：爪如暴风骤雨的雨点一样，干脆利索。

以上几种基本手型，主要用于未习打时，初步熟悉手型姿势的变化，因为武功套路基本上离不开这几种手型，顺此可以更好掌握动作的要领。动作似龙行虎踞，主要锻炼手的灵活柔韧，加强肌肉的弹性，使手掌

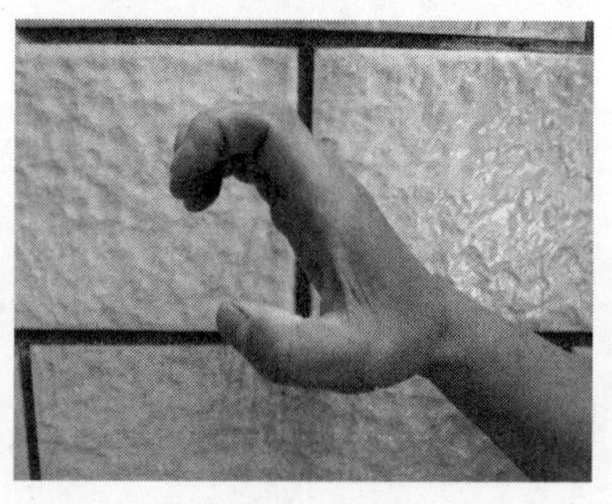
(图 5 - 1 - 9)

能运用自如。

7. 松肩

(1) 前合后开

两腿分开站立，两手叉腰，全身放松，两肩向前合拢，使胸部内含（图 5-1-10、5-1-11），还原后往后展开，使胸部外挺，如此前合后开反复练习。

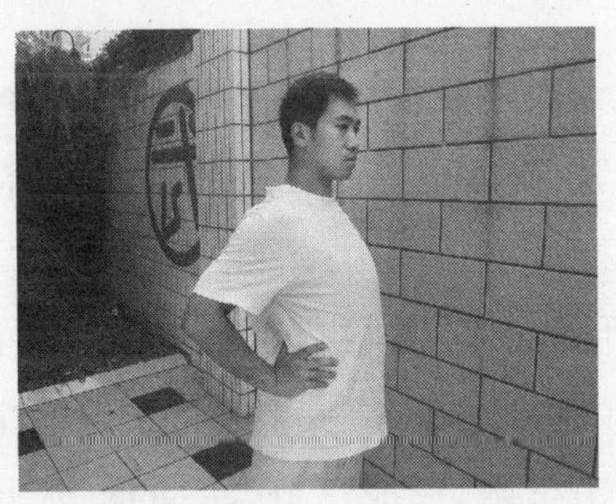

(图 5-1-10)

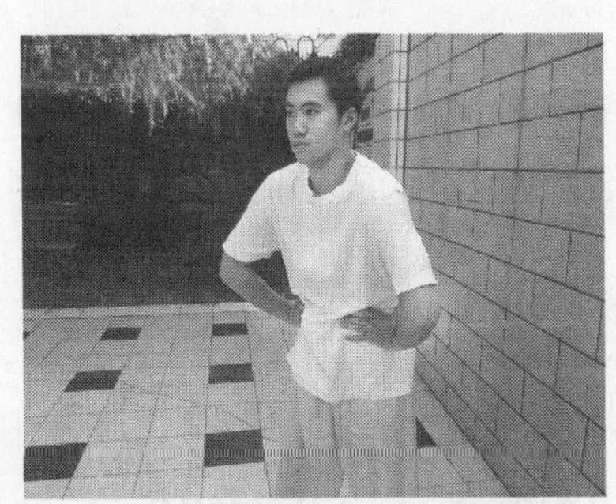

(图 5-1-11)

注意：前合后开也叫开肩合肩。前合时，两肩不可上耸，后开时，头部必须端正。

(2) 握棍转肩

两脚并拢立正，两手持棍，相距一肩半宽，垂于身前（图 5-1-12、5-1-13、5-1-14）。

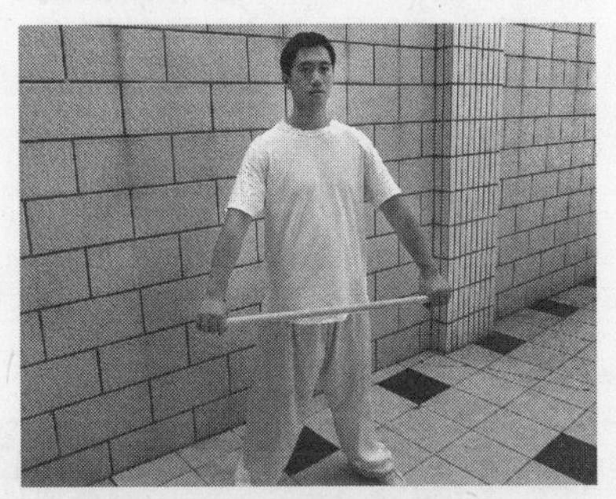

(图 5-1-12)

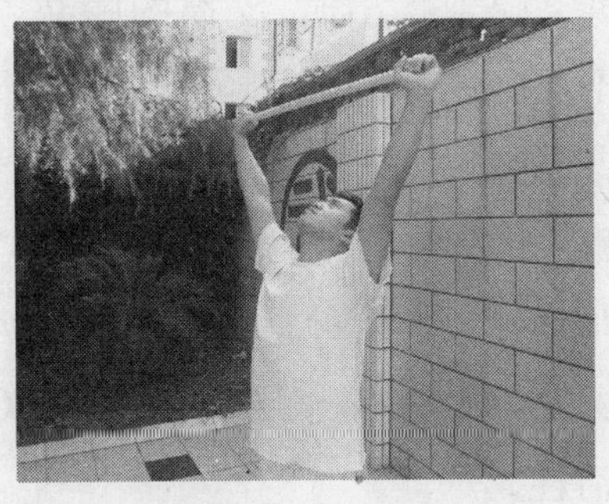

(图 5-1-13)

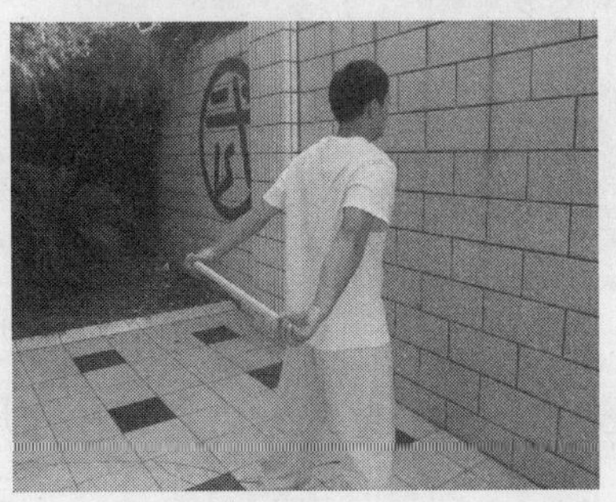

(图 5-1-14)

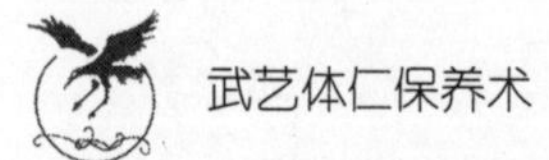

两手以肩关节为轴，持棍由身前向上直举，从背后下落贴近臀部，然后再从背后向上直举，到头顶后从前向下垂于身前。重复做两次。

注意：转动时脚和身体尽量不要移动，两肘不得弯屈。

以上介绍的几种松肩动作，主要锻炼肩部关节的灵活性和协调性，是一种不可缺少的基本功。

总之，练就为脊梁不塌方，虎有脊梁可称王，人有脊梁站得稳的架式气势也。

以上是上肢的一些基本功的分类详解。不难看出，上肢是武功中运用各种手法的重要部位。其中包括肩、肘、腕等关节。武医家早就详细阐述了"出手如簧"的动作。所谓"手"泛指上肢和手法。要求上肢刚柔相济、干净利落、动作静定的姿态。这样形成动时快而有力，如流星赶月之势，静时绵绵不断，如苍鹰盘旋在山岳之中。特别强调三节运动的协调性如腕为稍节、肘为中节、肩为根节，一节动、节节随，形成三节合一的整体富有弹性簧劲。另外，通过上肢的锻炼，对上肢关节损伤和粘连等都具有一定的功效。

三、下肢

1. 踢腿

○ 弹踢腿

两手叉腰，目视前方，左腿上前一步屈膝下蹲，右脚屈膝脚尖垂直从后用力向前弹踢(图 5－1－15)，随之落步，屈膝下趟，继做左踢腿。

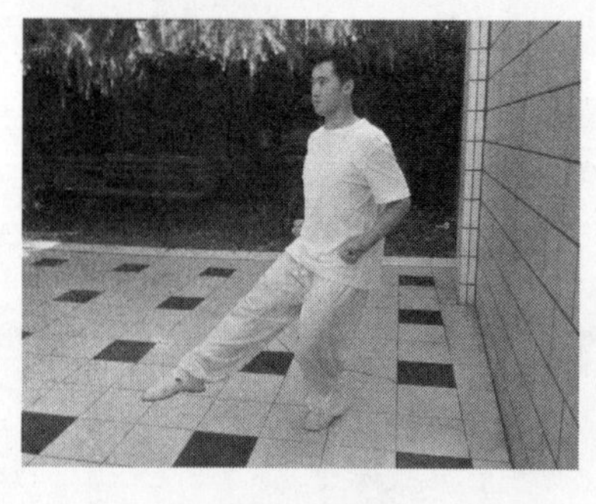

(图 5－1－15)

注意：腿未踢出时，支撑的腿必须站稳，踢出必须快速有力，脚尖尽量绷直，两膝必须靠拢。

注意：挺胸收腹，踢出的腿必须伸直，如射箭似地。以上两种踢法主要锻炼两腿肌群的力量和收缩的速度，同时增加关节反应灵活性。

2. 桩型

○　虚步桩

两手呈钳形，右脚尖转向左斜前方，与左脚形成45°角。上身向右略转，同时右脚向前方伸出一步，以脚尖或前脚掌着地，然后两腿屈膝半蹲，全身中心尽量支撑在左脚上(图5-1-16)，还原后换左腿式。

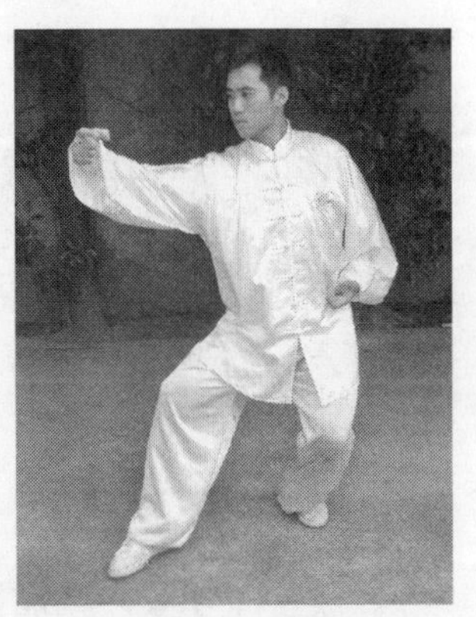

(图5-1-16)

注意：胸挺背直，保持腹式呼吸，练功时间要逐渐延长。

以上是下肢的一些基本功的各组成分解说明。下肢为人体的根基，好像古树盘根在华山，其包括胯、膝、踝等部位。要练好腿部肌肉、韧带、关节的力量和柔韧性是件不容易的事，要掌握点激疗法中基本的桩功、步型、腿法等动作更加困难了。通过下肢的锻炼，对于防止腿部早衰及关节萎缩等症有着良好的效果。

最后要说明的是头部、身躯、上下肢及平衡等法则绝不是孤立存在的，而是高度协调一致的。点激疗法中很讲究“一点动、全身动”，要求肩动则胯应，肘动则膝应，腕动则踝应。因此，必须做到上下协调，周身灵活的高层技艺。

四、功力(力量)

点激疗法十分重视功力训练，以进一步加强身体素质，使一举一动得心应手，一招一式，恰到好处，连贯圆活，刚柔相济。以下介绍几种主要的练习方法。

1. 铁牛耕地

两手撑地，与肩同宽，手臂伸直，手指向前，两腿并拢挺直，身体俯卧成斜平面(图5-1-17)。

然后臀部抬起上凸，躯体重心后移，成拱形(图5-1-18)。

继之两臂屈肘，上身向下俯撑(图5-1-19)。

还原。(图5-1-20)

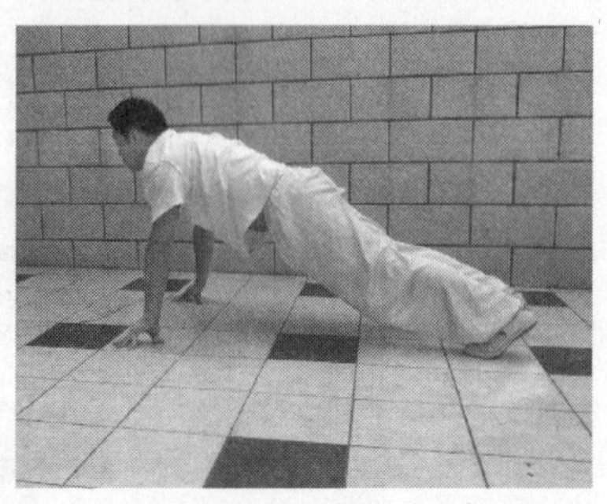
(图 5-1-17)

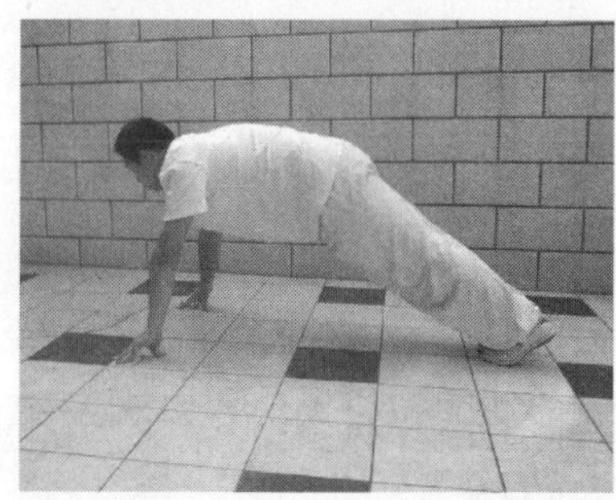
(图 5-1-18)

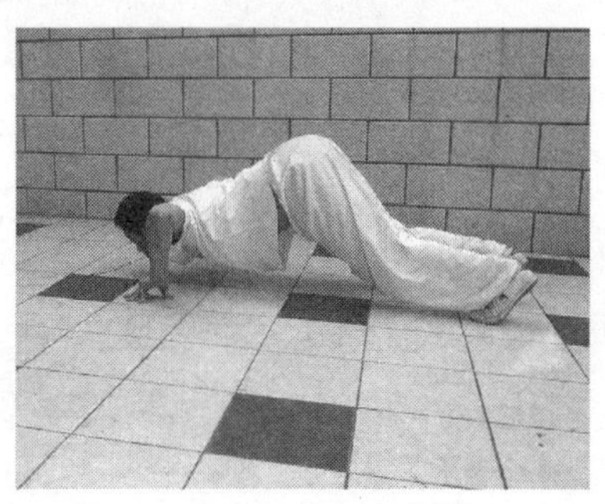
(图 5-1-19)

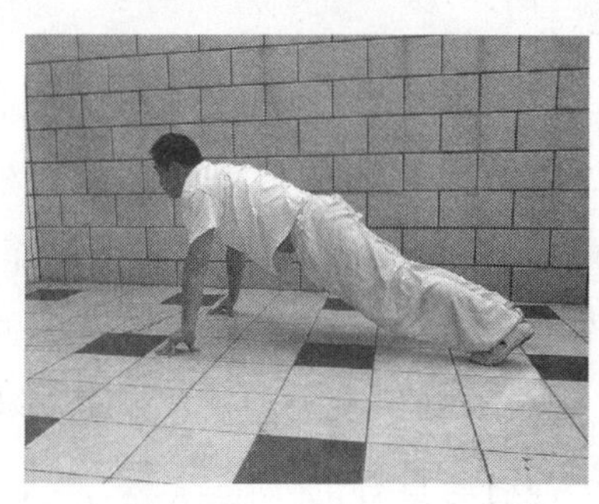
(图 5-1-20)

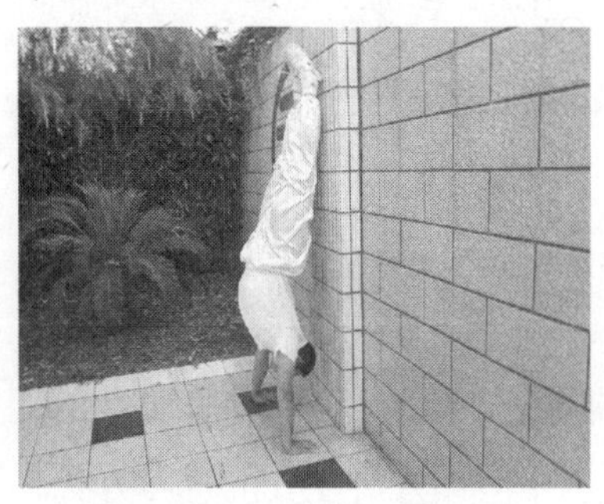
(图 5-1-21)

2. 手撑

面墙而立，两手支撑地面，两臂伸直，手指朝前。先以左脚蹬地，右脚向上倒提起，继之左腿倒上提，两脚尖并拢靠于墙面(图 5-1-21)。

注意：手撑地也叫倒立。在做的时候两手不能移动，而要挺胸抬头。初练时以 30 秒为限，以后逐渐增加。

3. 侧卧撑(豹子卧洞)

一手握拳，拳面顶地支撑身体。两腿并拢伸直身体侧卧成直线，然后吐气，支撑之臂徐徐曲肘，身体近于地面，随后纳气，徐徐直臂还原(图 5-1-22)。

要点：上身须伸直，保持平衡。

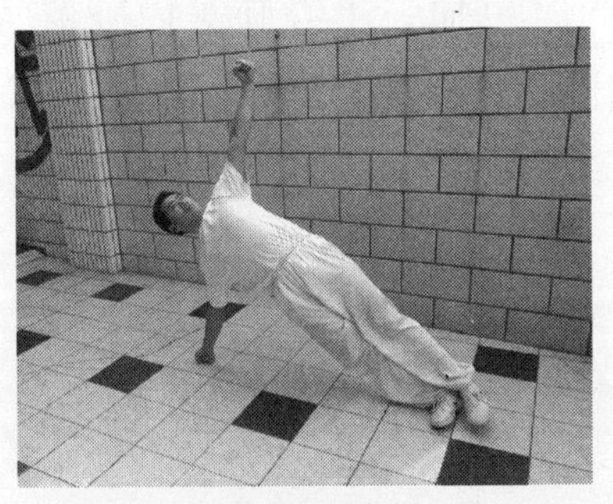

(图 5-1-22)

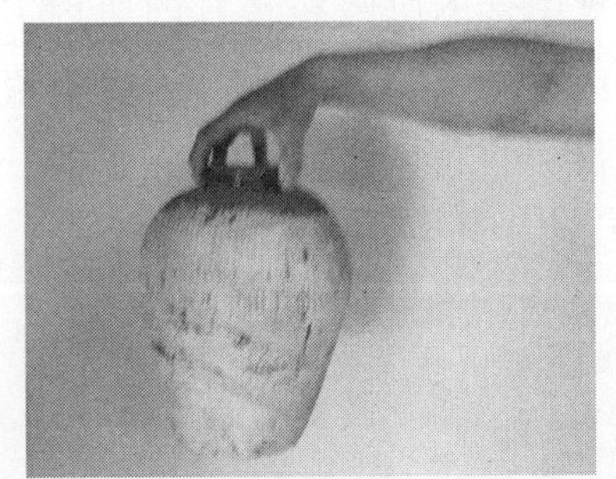

(图 5-1-23)

4. 抓罐

抓罐而立,两脚分开,成弓步或马步势,然后用丹田运气,以五指抓住罐口沿徐徐提起(图 5-1-23)。

要点:提起时可作步法行走,罐的重量可逐步增加。

5. 拔擦法

一手抓起沙袋,另一手成八字掌,两手同时握住沙袋悬空拔擦(图 5-1-24),如此反复练习。

要点:沙袋重量视练习者的力量而定。拔擦时动作应灵活、迅速、均匀,不可用僵力。

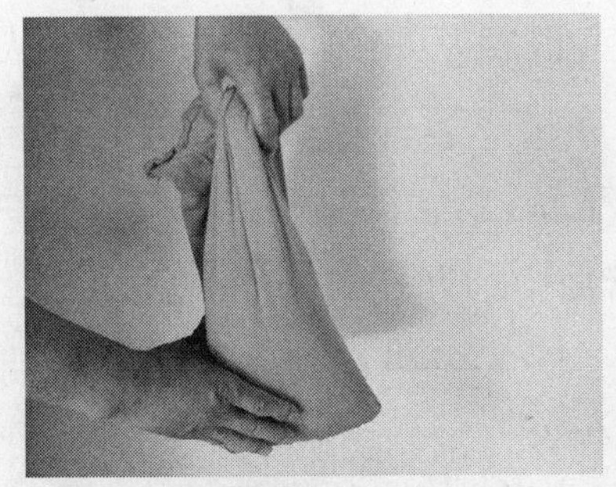

(图 5-1-24)

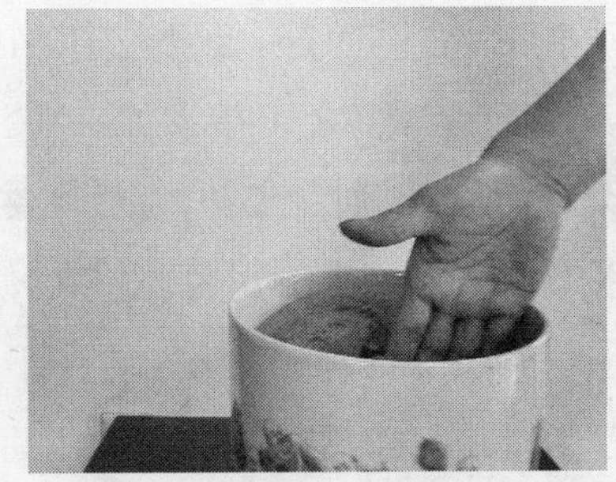

(图 5-1-25)

6. 插沙

以手掌直指下插于黄沙中,两手反复练习(图 5-1-25)。

以上介绍的几种臂功动作练习,如托塔天王劲猛力悍般,主要锻炼发展手臂的肌肉和腰背的肌肉力量，同时也加强了心肺等内脏器官的功能。辅助臂力的练习的种类很多，比如哑铃、杠铃等运动，在此不一一详述。

第二节 手法述要

点激手法是一门武学回春的边缘科学学术，依据辩证施治原则，可说是人体生命、防治疾病的尖端科学。

手法是武功点激疗法中的核心，也是在其临床中淋漓尽致而充分发挥的表现。但它总离不开人体神经系统的统一指挥，与武功中的八法协调配合是一致的，进而才能达到浑然一体的高超境界。

一、练习要领

由浅入深，循序渐进，一招一式干净利落。按照武功中的特点抓筋、按脉、点穴、擒拿等。这就与一般点穴有所不同。手法与武功是相辅相成的，因此手法也必须讲要领，如首先在身法上要自然平和，头顶百会，立身中正，气沉丹田，塌腰落胯，尾闾正中，主宰于命门。力求做到用气为上，以动为主，动中求静，姿势动作和呼吸意识相互一致。真正做到力从腰发，运之于掌，通之于指。如在手法上，亦讲三节的作用。肩关节（根节）要柔和而松沉；肘关节（中关节）要自然下垂，用意贯注，寓刚劲于松柔中；腕关节（稍节）用意不用力。总之，使手臂曲中求直、直中求曲、蓄而后化。

强调在练功和临床中，结合不同的手法来发声助力，其一般以“嗨”、“噫”为主，发声时要闭气蓄劲，尔后力从气发。正如武功体疗家常说的“蓄劲如开弓，发劲如放箭”一般。这样方能发出一瞬间的恰当响声，达到医治的疗效。同时亦可以起到武功点激师发声助威的保护作用，给予病患者对痛处转移注意力以及对武功点激体疗师发声助威的崇敬之感，这就合拍了发声催力和保证治疗的效用。

二、手法述要

1. 摸法

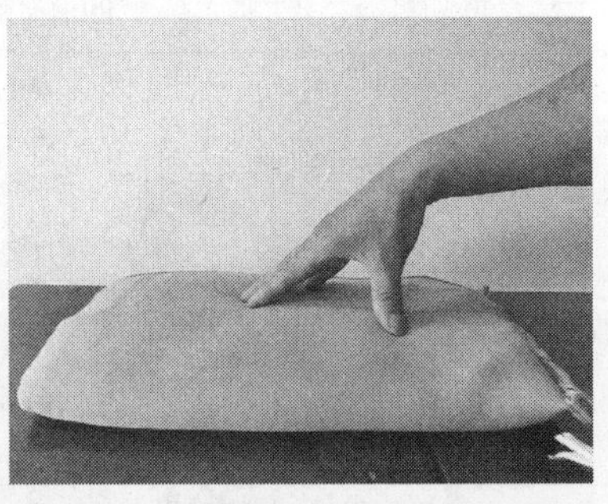

(图 5-2-1)

所谓摸法在武功点激中是诊断与确诊的手法。术者操作时贯气于手指，轻摸皮，重摸骨，不轻不重摸筋肌，亲切了解患者是否伤筋动骨或者跌扑、错闪，以及内损，分辨碰撞轻重程度如何，然后进行诊断施治。摸法可用单手或双手，视伤痛部位灵活掌握(图 5-2-1)。

2. 抚法

它是武功点激中的开架、收势手法。当武功点激体疗师正确判断病情之后，对患者要进行适应性的承受力，同时也使患者对武功点激体疗师寄予亲切信任感。这好比在习武时，首先要入静运气，然后引导点激手法运用，从而达到动作自然均匀，得心应手，进入得气感状态。

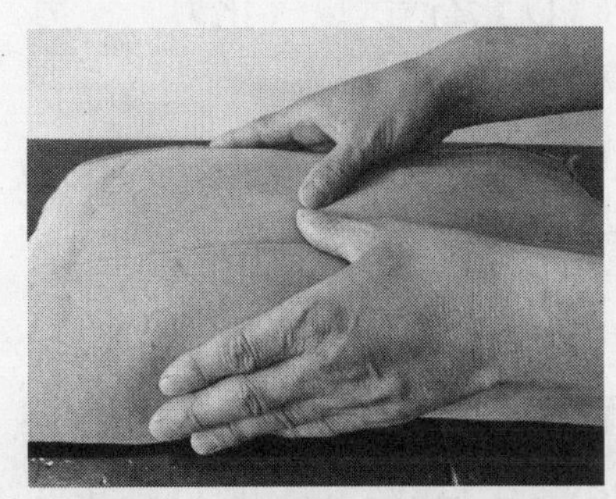

(图 5-2-2)

其手法是，身体要中正平和，气沉丹田，两脚如浑圆桩，用双手或单手，以掌或指腹似贴非贴在患者体表上轻轻地来回直线抚动。抚动时须含胸拔背、沉肩垂肘、松肩、顺肘、柔腕。由肩发力于肘，肘传至于手，略带绵劲，并要求自然松顺，呈音乐节奏感(图 5-2-2)。此法亦可穿插各种手法灵活应用。此法可以改善肌肉紧张，分散局部消肿、麻木、镇静、催眠的作用。

3. 推法

推法是武功点激中重要的手法。推法操作与练功时，并驾齐驱，要求弓步或马步站立，身法要不偏不倚，中正安舒，虚领顶劲，气沉丹田，足踏地要虚实相同。在患者体表推激时，要求术者沉肩垂肘，手法进行时，气、力、劲三者和谐，着力要踏实，不轻浮，快慢节奏分明，不许忽快忽慢，不许轻重着力不均。

操作时用掌根，大小鱼际同时配合着力向前推移，回则提腕，以食指、无名指着力收回，来去刚柔配合，以意领之，同时强调劳宫穴发功，让患者有得

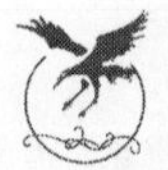

气之感(图 5-2-3)。视症状情况,推激时可轻可重,可急可缓,此法可舒筋活血,解除疼痛,放松肌肉。对腰椎症状、颈椎症状或放射性疼痛,长形肌的痉挛等症都有缓解作用。

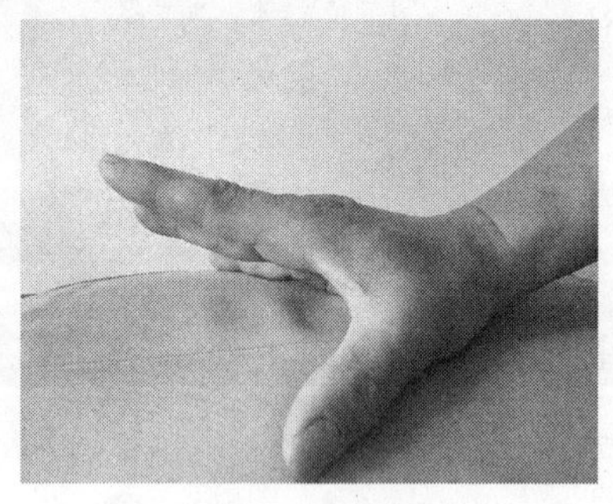

(图5-2-3)

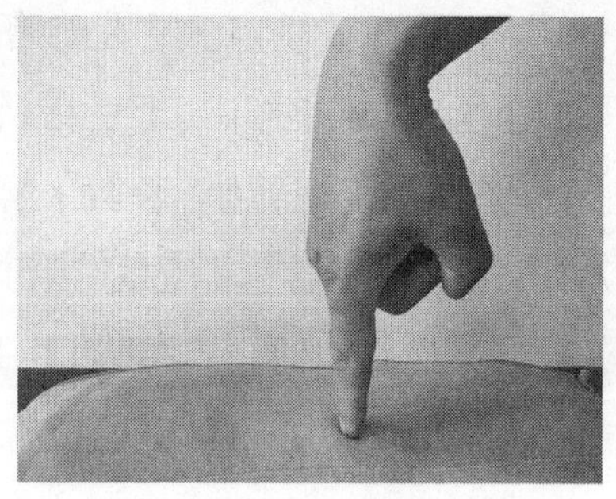

(图5-2-4)

4. 点法

武功中以点激穴位之法,致敌伤残,最后使敌束手就擒,武功点激中,则以指代针,用螺旋透肤之劲,施于患者穴位。操作时单指、双指皆可,点激穴位时要求含胸松臂,沉肩坠肘,配以马步,以意行气,以气化力,气、力配合进行(图 5-2-4)。

点激法为武功体疗中常用手法,对较深痛点,大多应用此法。其有通经活络,解郁破结,开通闭塞,祛寒止痛等疗效。

5. 滚法

滚法是从武术擒拿格斗中,以掌骨头及小鱼际着力,滚搓变化,制服敌手。因此这与一般的手法不同。滚法操作要求弓步,强调松肩沉气,意守丹田,发力在腰,以肩、肘、手三者和谐配合进行。操作时用手背近小指侧部分,附着患者伤痛部位着力,肩松肘屈,以腕部之力向灵活翻转,翻转时可进行,行进时以掌背指下压使劲,点激穴位,翻转要先松后发,有开有合,外翻为开,内旋为合。视患者症状,翻转滚动压力可轻可重,腕部转动幅度可大可小,但要求走动均匀,透力入肤(图 5-2-5)。

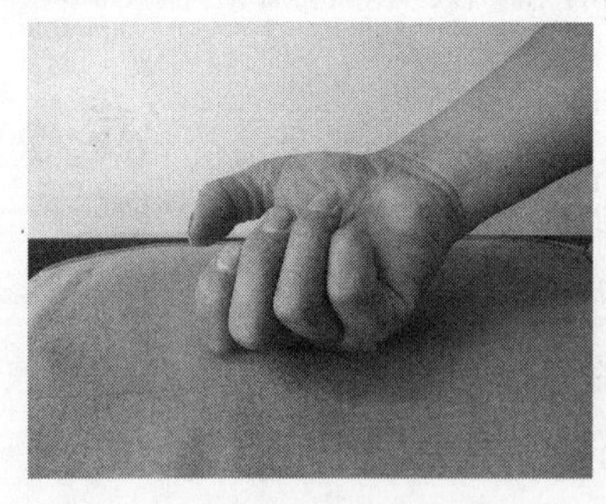

(图5-2-5)

6. 抖法

操作时，运用内气外发，而双手紧握患肢远端，将其患体部位施以上下、左右牵动抖动，先轻轻上提，后突然向下抖动。抖动时，要求武功体疗师弓、马步为好，也可以站立进行。应气沉丹田，以意领劲，用柔劲抖动，如抖动绳鞭一样，使患者随着抖动，上下起伏如波浪一样。抖动过程时，特别应嘱患者肢体放松，给予很好配合（图 5－2－6）。抖动法多用于四肢和腰部，对于正骨和软组织复位，以及神经反应能力，常可以得到较满意效果。同时也有通气血，祛麻木，消除筋缩肌僵等作用。

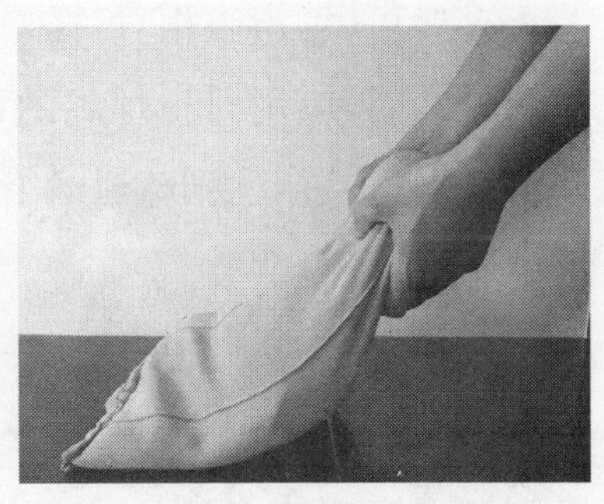

（图 5－2－6）

7. 揉法

操作时，要运用马步，气沉丹田，肩松垂肘，运力到指或掌，在患者体表较少移动，呈微波型进行揉转（图 5－2－7）。要求发功掌心劳宫穴，痛点处用力较集中，揉中配按，根据病情可轻可重，揉动可快可慢，但须揉按均匀，对于消肿祛痛效果较好。

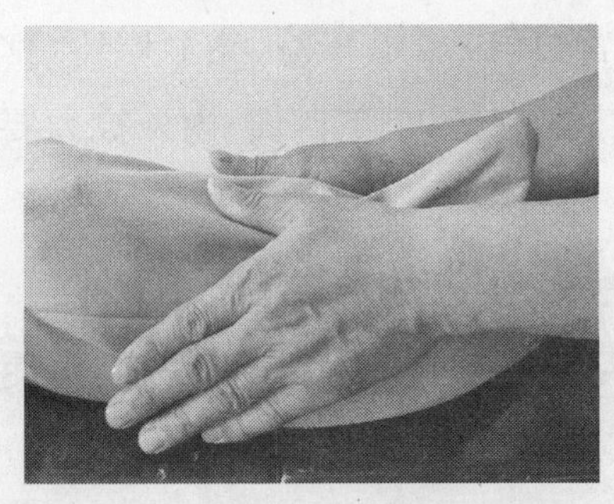

（图 5－2－7）

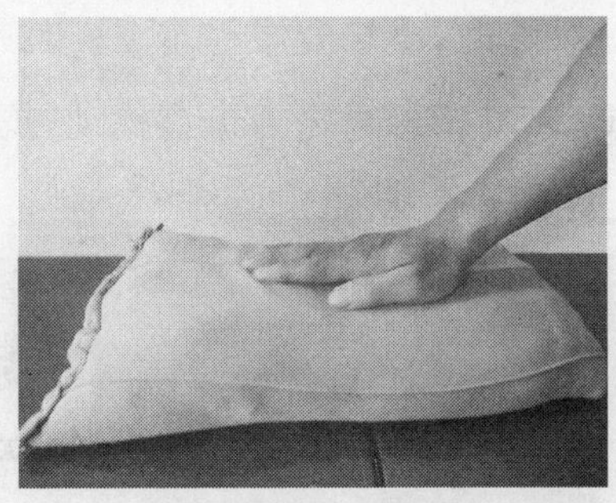

（图 5－2－8）

8. 擦法

擦法又叫平推法，操作要求和推法一样，不同在于指掌同时贴于患者一定部位上，分别以掌根、大小鱼际与拇指偏锋为不同着力点，做来回直线摩擦（图 5－2－8）。此法常用于背肩、胸腹、腰臀和下肢等部，对解除疼痛，放松肌肉，疏通经络气血都有较好疗效，也是武功体疗中常用手法。

9. 拿法

拿法是武功七十二路擒拿格斗中化解出来。拿法是武功点激中重要手法之一,属于强刺激性手法。操作时,以拇指代针,采用二指、三指、四指配合皆可,可指腹相对,握如钳之力,着力患者穴位(图 5-2-9)。点激中有针入感,应用拇指螺旋劲,透力入穴,由轻到重,从表及里,使患者产生酸胀、舒适感,达到疏通经络,解除疼痛的作用。

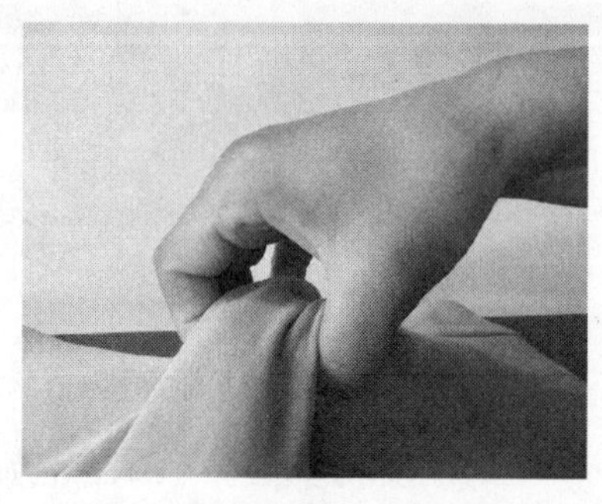
(图 5-2-9)

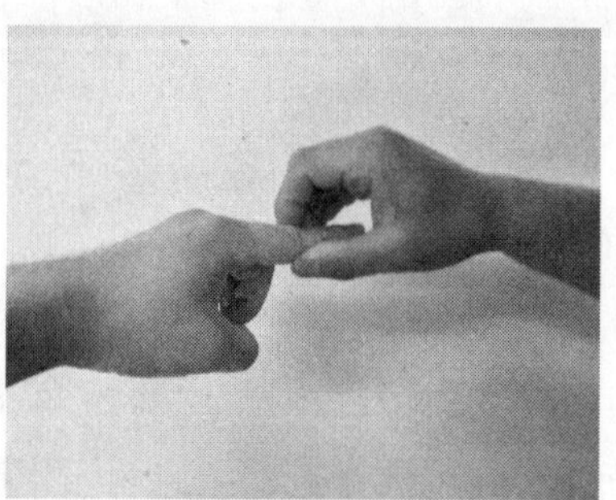
(图 5-2-10)

10. 捻法

操作时,步法要求弓步、马步或站立皆可,也可坐在椅、凳上操作,捻时用拇指、食指相对之力进行捻动,捻动速度要稍快,上下四面、内外捻力要均匀(图 5-2-10)。

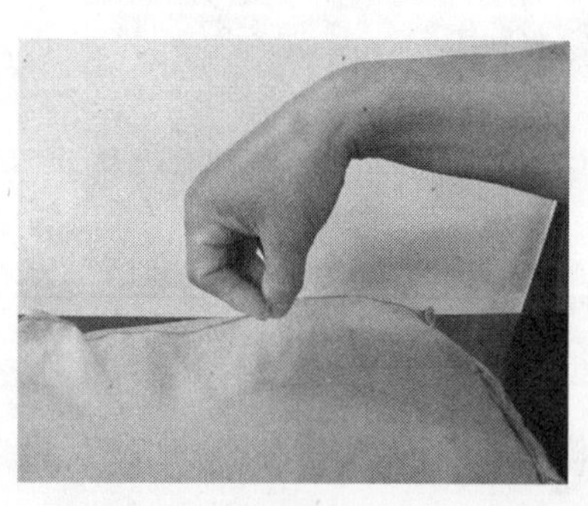
(图 5-2-11)

捻法多用于手指或者受外力挫伤,关节伸屈活动受限,以及腱鞘炎等症,可使血瘀消散,炎症减退,功能得到恢复。

11. 弹法

弹法是除拇指外四指反向拨动为弹。弹法往往配合拿提进行,在患者局部拿提表皮,拎起之后,以四指迅速进行反弹(图 5-2-11)。此法常用于颈、肩疾病,促使局部疼痛得到缓解。达到疏通经脉,消肿和血的作用。

12. 切法(切掌游动法)

切掌游动是武术的内家八卦掌和外家少林掌法中变化而来。操作时，要求弓步，气要有贯顶落肚之势，把腰部的发劲，经过肩、肘传导到掌根骨，以掌根部落于病者患处，要松肩，微曲肘，掌如瓦形，以肘部游动带动腕部及手掌游动，行走弧形，走动时，切、按、压二力配合游动(图 5-2-12)。此法对背部受伤或腰部挫伤者有好处，只可顺肌肉走向切掌游动，视症状轻重，着力可轻可重。要求上下游动时用力要匀，不许忽轻忽重、快慢不均，以达到理气舒经、疏通血脉的作用。

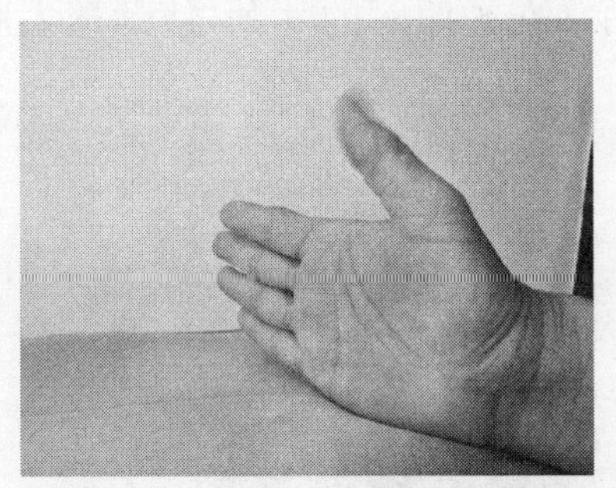

(图 5-2-12)

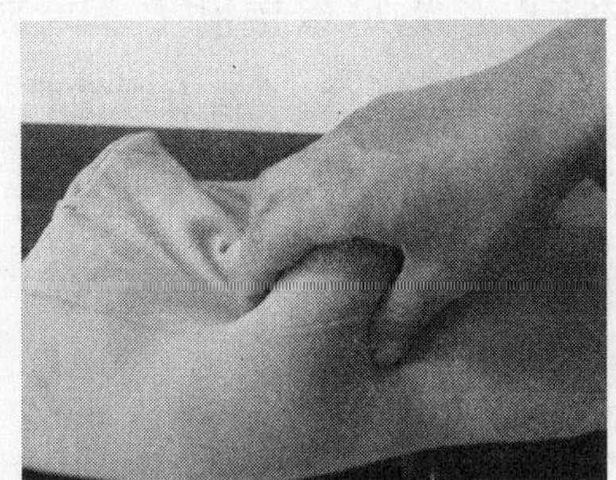

(图 5-2-13)

13. 抓法

抓法是从鹰爪拳中变化过来的。抓法为武功体疗中独有之手法。抓时当运气发功于劳宫穴，五指着力，操作时可采用马步或者弓步姿势，然后带动五指，揉中有按，按中有拿，同时应用腕部进行原点转动，用五指合劲，施以患部，形成右手操作时，右手左合，左手操作时，左开右合。合时有劲，开时分劲，开合要相互交叉。除了抓以外，还可进行梳理。抓和梳理要求有轻重缓急，用力要匀(图 5-2-13)。此法对头痛、感冒、三叉神经的经络疏通，气血流畅，祛除消疲有显著疗效。

14. 勾法

勾法从武术中常用的勾手变化而来的。操作时，用马步为好，也可侧身用弓步。勾法是武功体疗中特有的手法，武术中一拳二掌三勾之说，勾法操作，要五指合拢，手腕弯曲，形成勾形，大臂贴在胸部边侧腋处，用小臂带动手腕，手腕催动五指用巧劲下啄，如鸡啄米之势，进行勾刺点激(图

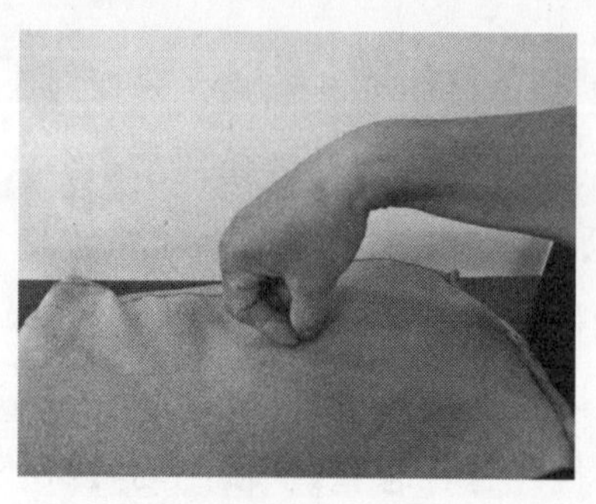

(图 5-2-14)

5-2-14)。此法对肩、腰、臂等部伤痛起到缓解作用,同时可以达到刺激神经,疏通气血、散瘀消肿的疗效。

15. 振动法

振动法是属于双手武功点激体疗手法之一。操作时,一手抚按在患者体表,要指实掌空,另一手握空拳叩击平放手臂,叩击要求配合默契,边叩边移,刚柔相济,在劳宫穴上以意发功,以意领气,同时要应用掌在被叩时的寸劲,使劲透入肤。两手叩击时的配合,要富有弹性跳动感(图 5-2-15)。此法对缓解淤血,调节内脏,舒筋活血都有效用。

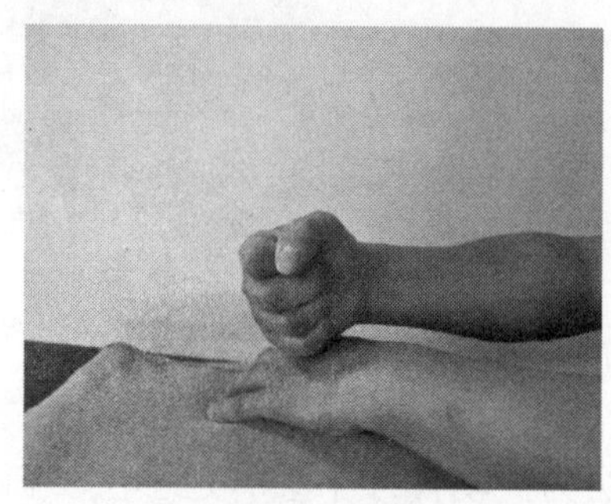

(图 5-2-15)

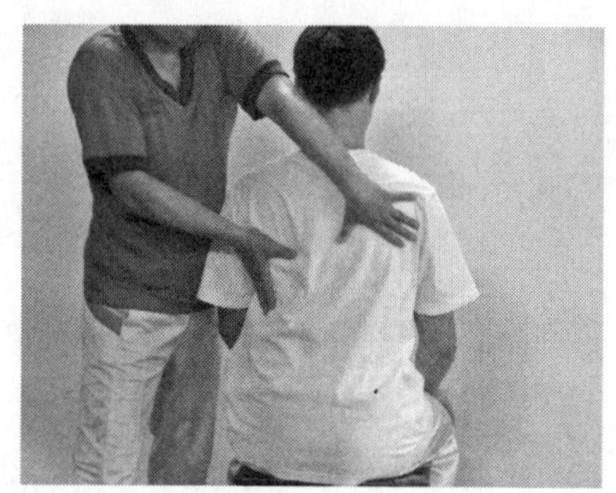

(图 5-2-16)

16. 八字掌推

八字掌推所用的八字掌是指拇指与另外分开的四指呈八字形。此掌法在武术格斗中,常用为架打、卡脖御敌法。在武功点激体疗中,八字掌是用双手进行。操作时,站弓步,气沉丹田,含胸拔背,左右两手的拇指和另外合并的四指分开,呈八字形,两拇指相对,掌根紧贴患者体表,作为力点向前推,推按有力配合,推到一定位置后,抬起掌根,以五指着力体肤再拉回,如此反复进行(图 5-2-16)。推时要求手腕灵活,沉肩垂肘,不能用僵力。此法前推可以起到行气和血,化瘀解痛,放松肌肉的作用。回拉时,能起理筋舒脉的功效,此法亦对腰部、膝关节、颈椎等症都有较好的疗效。

17. 搓法

搓法是武功点激体疗中常用的手法。搓法是用双手操作，又分指搓、掌部搓、掌根搓三种。操作时，采用双手的指、掌或掌根的合力，在患者疼痛部位进行来回搓动，搓动用力时，要求气沉丹田，肩放松、垂肘，以意领气，在气、力、颈有机配合下，对患者进行搓动(图 5-2-17)。搓动过程中，要让患者放松配合，搓力应当柔中有刚，刚柔相济，可快可慢，搓力应匀，不可忽轻忽重。此法对僵硬肌肉放松，消肿化瘀都有疗效。

18. 提颈法

提颈法操作时，武功点激体疗师在患者身后，采用双手把住患者头颈部，右手先以八字掌握住枕骨，左手指托下颌部，内气外发用劲上提，提到一定悬空程度后，用右掌根向前发劲，再做左右旋转和上抬下低的颈部活动(图 5-2-18)。此法可使颈椎关节间隙增宽，起到正骨理筋，解除肌肉痉挛的作用。

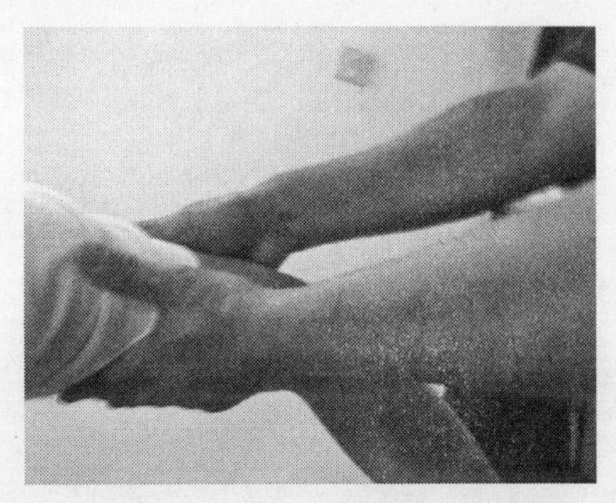

(图 5-2-17)

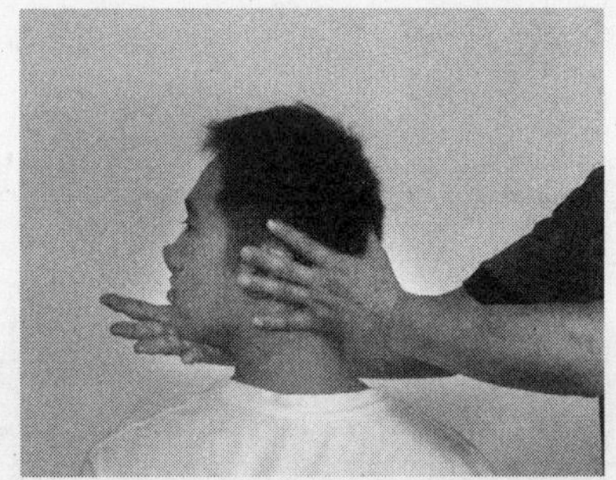

(图 5-2-18)

19. 拇指双挤法

此法操作时，站在患者前方，要有含胸拔背，气沉丹田，沉肩坠肘之势，两手拇指相对用力挤入，四指并拢拖住固定患部，两拇指指端进行同向揉按，揉按转动如螺旋要圆，用力要匀，以柔为主，速度可快可慢(图 5-2-19)，此法对头痛感冒等症较好，如按揉太阳穴、风池、风府穴等。

20. 提拔法

此法是两种合用的动作，在操作时，用拇、食、中三指将患者皮肤或肌肉提气（图 5 - 2 - 20）。然后突然放开时，用手指似拨琴弦一般。其法对神经肌肉的松解，减除软组织的粘连都有一定疗效。

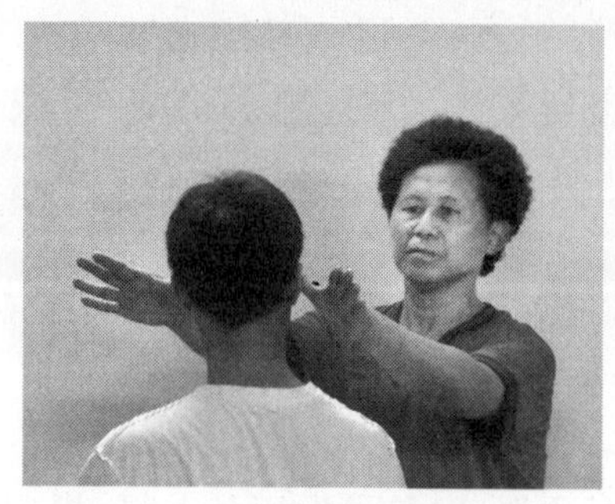
（图 5 - 2 - 19）

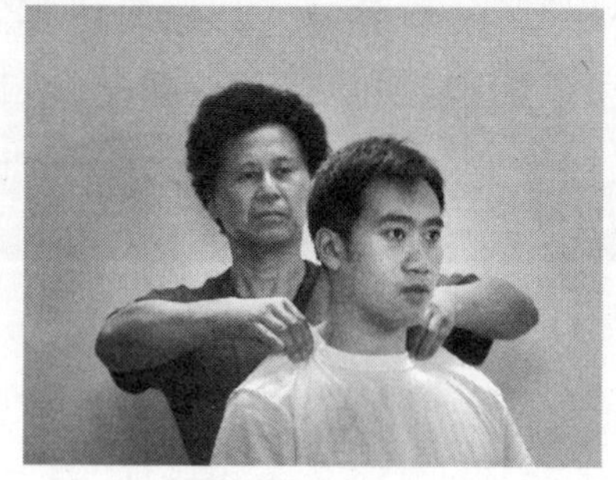
（图 5 - 2 - 20）

第六章 武艺点激套路

第一节 点激导引术

武艺体仁保养术中的点激导引术是著名武功医学专家王子平、海灯法师和武艺学专家奚潘良的绝招，具有悠久的历史，是我国古代劳动人民增进健康、防治疾病的一种保健医疗手段的结晶。

古云："药补不如食补，食补不如气补"的说法。所谓的"气"，就是"吐纳"的含义。所谓的"功"一般指"导引"的意思。总体来说，吐纳导引活跃于人体的四肢百骸，五脏六腑，达到平衡阴阳的作用。正如武功体疗学科中说的"骨正筋柔，气血从流，积精气神，正气存内，邪不可干"。实践证明，国内一些武功名家，从小都是因为体弱多病，才学武练功的，经年坚持不懈，终百炼成钢，体魄健壮。愿学者功到病除，不药而愈。让强健者精力旺盛，功夫常驻。

1. 点激导引的功能

(1) 益气、养神、提神

人们常说，天有三宝，日、月、星；人有三宝，精、气、神。精足、气壮、神全乃是人体维持正常生命活动的根本保证。精足能生气，气充能生形，形健则神旺，精、气、神三者是不可分割的统一整体，它们互相依存，互相转化。点激疗法强调养精、调气、摄神并重，调息、调神、调形，其每个动作都必须由意

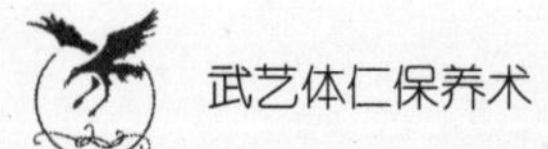

识、动作、呼吸三者密切配合，故具有“内外交修”、“身心两练”之特点。坚持练功者精神饱满，神采奕奕，气色红润，身体强健，这便是吐纳导引益气、益精、提神之结果。

(2) 调和七情，修性养生

七情即喜、怒、忧、思、悲、恐、惊七种情志变化。良好的情绪是延年益寿的良药。导引术可摒弃一切杂念，排除各种不良情绪的干扰，从而调节精神，舒畅心情，修性养生。

(3) 祛病延年

武医学认为，正气存内，邪不可干；邪之所凑，其气必须。正气是人体抵抗、防御疾病的能力；邪气就是病邪，即指各种致病因素。正气盛，人体抗病能力强，病邪难以侵犯人体。正气虚弱，机体抗病能力低，病邪变乘虚而入，百病丛生。导引可以养精益气，提高机体的抗病能力，祛病延年。生命在于运动，不是良药，胜似良药。

2. 练功要领

(1) 三调配合

练功时要注意调心、调息、调身三方面的配合。思想要集中，动作速度要慢，有条不紊，全身尽量放松，呼吸要均匀自然，柔中寓劲，绵绵无尽，做到“内三合”。

心语意合：练功入静时，思想要高度集中，用意念导气运行于周身。

意与气合：练功时应令气随意，气随呼吸吐纳的节奏在体内循环。

气与力合：强调动作松紧结合，松在出气之中，紧在吸气之上，气与力合。

(2) 循序渐进

导引练习应严格掌握循序渐进的原则，动作逐步增加，难度逐步增大，次数由少之多，时间由短到长。外伤者练功时以不加剧疼痛为标准；内伤者以胸腹舒畅、精神愉快为度。要遵从古代名医孙思邈所说：“养生之道，常欲小劳，但莫太疲及勉强所不能堪耳”，掌握适度的运动量，每日锻炼两次，早晚各半小时至一小时。初练者可按自己的身体状态来决定，总以不很疲劳，不过分勉强，锻炼后感觉身体舒适，血脉流动通畅，呼吸自然为度。

(3) 持之以恒

点激导引疗法是一种逐步收效的疗法。必须天天练、月月练，不能三日打鱼、二日晒网。俗话说“练功容易守功难”，又有“百日一小成，千日一大成”之说，凡能坚持锻炼者都能获得很大益处。

(4) 心诚自信

练习点激导引锻炼要求诚心诚意和认认真真，俗话说“心诚则灵”，练习点激导引不能有急躁情绪，要保持心情舒畅，坚持练功。

(5) 力避风邪

练点激导引应选择空气清新的地点，冬天选择避风处，室内练习也可。武医学认为“风为百病之长”、“风为百病之始”，所以前人要求“避风如避箭”。特别是冬天练功要注意保暖，锻炼前可脱去外衣，如体弱怕冷或天气严寒时，可练几势后再脱衣服，练好立刻穿上。夏天练功后不可立即吹风，应用毛巾擦干，待凉后才可洗浴、吹电扇。

(6) 饮食营养

要注意饮食有节。养生艺术学认为，“胃气旺盛则五脏受益，胃气伤则百病丛生”。所以强调按时定量进食，适当注意营养。一般来说饮食不要过饱、过偏，应以净、素、热、软饮食为主。通过练功，消化功能增强，饮食应适当有所节制。

3. 练功须知

(1) 衣裤宽舒得体，练功前做好准备活动，使肌肉韧带放松，增加各个关节的灵活性和柔韧性，使呼吸系统及血液循环等功能渐入兴奋状态，以适应即将进行的运动强度。

(2) 每次锻炼结束时适当地做放松动作，尽快恢复到常态，至少半小时后才能进食和睡眠。

(3) 应根据自己身体的情况确定运动量，灵活掌握，切莫贪多求快，操之过急。

4. 吐纳法入门

用人身气脉的十二经脉于脏腑循环一周，而且在每一时辰中，经过气脉的部位不同，就又研究出人身穴道的学派，现发展成为点激之学。

点激导引术，以静中求动，调全身之宗气、卫气、元气，静则可以稳神养性，防治疾病，益寿延年，动则可以崩发虎劲，助生推山之力，内外相兼，独树一帜。

点激疗法注重精、气、神、意，以此为先导，此其一。动作连贯圆活，一气呵成，轻灵沉稳，刚柔相济，此其二。身形要求，虚领顶劲，以腰为轴，含胸拔背，沉肩敛臀，节节松沉，此其三。劲力内敛，尚意不尚力，此其四。在点激上，专治于病魔，以柔克刚，以静制动，此其五。总之，心意为先导，先壮气血，后强筋骨，由内而至外。

本功法可分为文习和武练两种。文习：意念、呼吸、动作多较柔和自然，适用于医疗保健，促使元气恢复，体能上升的作用。武练：意念、呼吸、动作多较激烈，适用于年轻体壮，可增力强魄。

(1) 骑马聚气法

两脚平行开立，相距 80 厘米，屈膝半蹲，膝部不超过脚尖，大腿接近水平。意识高度集中。以丹田调节呼吸。必须做到四平：气平、肩平、腿平、顶平(图 6-1-1)。

要点：头正劲直，拔背塌腰，以气催力。

(2) 仆步调气法

两脚左右开立，右腿屈膝半蹲，小腿贴近臀部。全脚着地，脚和膝向外展。左腿伸直平仆，全脚着地，脚尖内扣。两张相对，内劳宫放气相接，吐纳调节导引，以使内气外发(图 6-1-2)。

要点：挺胸、塌腰、沉髋、直躯。两手动作须自然松顺，向上挑掌要有得气感。

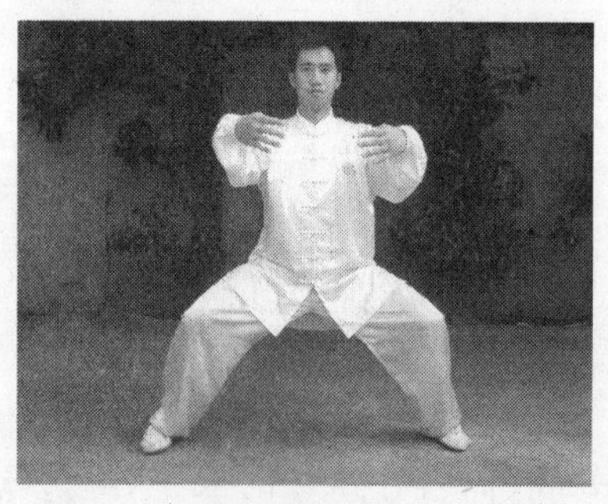
(图 6-1-1)

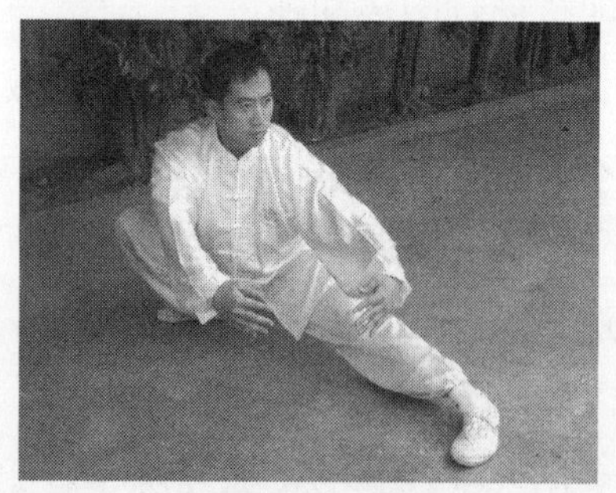
(图 6-1-2)

第二节　点激强身功

人们总是周旋在病菌与病毒之间，稍不留神都有被感染致病的可能，作为武者少生病，是因为自身免疫力强，能将病菌和病毒抵御于外，这就需要平时练就一副护卫身体的"国防军"——强身功。

武艺体仁保养术中的点激强身功是根据自己的身体状况，可酌情采用不同的运动方式，从而达到未病先防和强身健体的目的。总之，积极锻炼身体，增强抗病能力，贵在坚持就可以起到防病强体的作用。武功体疗学家认为："人体是一个活动的有机体，升降入门，无时不有，气血运行，周流不息，离开了运动，人的生命就停止了。"合乎所谓的"动为活，舒经络，动则热，热温经"的说法。

点激强身功的功效为：动静双修，以静养气，动以练力，上虚下实，以势运气，以气催力，内走经络，外练筋骨，力随气生，以气血滋润全身，使精力旺盛。

武医家认为："练点激强身功可以调身（体态）、调息（呼吸）、调心（神经）"。以气疗病，增强自己内脏功能的免疫力、抵抗力、修复力，亦以功代药，提高自身体质，替他人祛邪扶正的能力，从而达到蓄精养气、强神修身、健体益寿的作用。

总之，长期习练此功具有增强体质，增进食欲，恢复脑力，强壮内脏机能，甚至还有防御癌症等功效。

所谓六合

1. 体合于心——人之躯体由心主宰，身心合一也。

2. 心合于意——思想与意念合一，由思想产生意念，如不一致就会无从行动。

3. 意合于气——意念集中，以意用气，使气血运意中。

4. 气合于神——气血合于精神，促进运行持久。

5. 神合于动——以精神主宰躯体，动者乃神合于动也。

6. 动合于空——内外合于一气，外动内静，处于动似非动之虚无状态。

所谓八法

1. 气——行气集神，必通脉疏经，活络行血，做到静则有势，动则有威，缓而不松，快而不乱，柔而不软，刚而不僵。

2. 骨——骨劲内敛，心意沉着，则气可收敛入骨，功夫既久，则内劲长矣。如张弓之箭，未发时其力不可揣测，发时瞬间尽舒，劲力无穷。

3. 形——化象模仿，点激术乃模仿自然界的动植物之优美形象创造而成。因此，招招有形，式式有象，象形取意，势如破竹，练者日久模仿，可达形同神似，形神合一，惟妙惟肖境界。

4. 水——圆通策应，以心意导之，以气催力，故点激演练过程，乃不断劲。无断劲则无定式，拳式随心意所转换，一式将尽，一式随生，如水般连绵不绝。动作要求随腰而动，上下左右下相连，瞻前顾后，互相呼应，圆润畅通。

5. 提——顶悬虚空，练者须将头顶顶悬，犹如头上平方一碗水，意中有物而实则虚无，避免僵直，令练者能一眼观七(前后左右上中下)，精神抖擞，气势磅礴。

6. 还——往来反复，拳路特点乃纵横交错，时前时后，忽左忽右，四面八方，无所不及，如鱼翔水中，神态自如；又如山岳之宁静，招式涌荡，神速激烈；又如岸边激浪，步伐轻灵；又如腾云驾雾，只见一片神云。

7. 勒——宁静守虚，姿势分左右而无重复，有快慢缓急而无间断呆滞，因此练者犹要虚无自在，心定神凝，做到心无旁贷，勒定守虚，若虚若实，如古月沉江。

8. 伏——隐现藏机，拳式腾挪起伏，动作开合伸缩均由心意导之，以腰带之，故动前务使全身关节松沉，才能使气贯全身，达到行气集神，骨劲内敛的目的，则能点激动作变化莫测。如波浪起伏，一波未平，一波又起，踪迹难寻，生机莫测。故此，点激之演练，起伏纵横，姿势宏大，神奇莫测，变化无穷。

经上海扬子江武功体疗院科研部测定，坚持锻炼确有以下四点作用：

1. 可以调节神经功能，改善内脏血液循环和体力充沛的状况。

2. 可以加强全身关节肌肉的活动和新陈代谢能力。

3. 可以增强肺活量的吐故纳新和氧气对人体的输入。

4. 可以提高武功技击中的攻防意识和自卫能力。

第一法　内格双臂

预备姿势：身体在直立的基础上，稍向左转两脚略成“八”字形，上体保持正直，自然屈膝，重心大部落于右脚，两手握拳，前后拉开屈肘，左拳略高于肩，拳眼向内斜上方。右拳置于腹前约10厘米处，拳眼向上，目视前方(图6-2-1)。

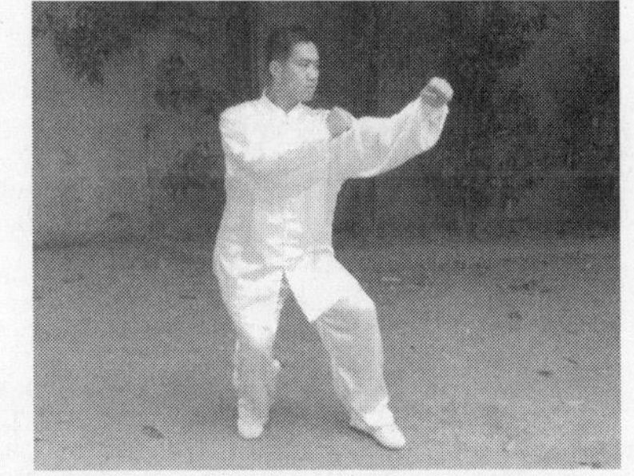
(图6-2-1)

动作要领：先右臂内格，后左臂内格，内格时拳眼向里，力点在旋转前臂上，保持身体重心平稳(图6-2-2、图6-2-3)。

用途：格击对方拳、掌及进攻腿法。

要求：格击勇敢，刚劲。

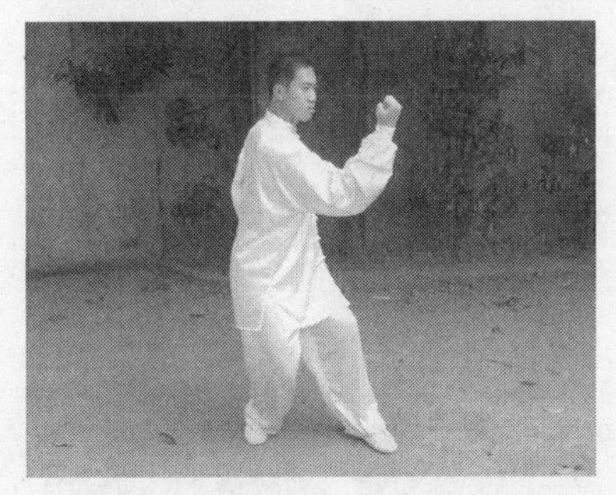
(图6-2-2)

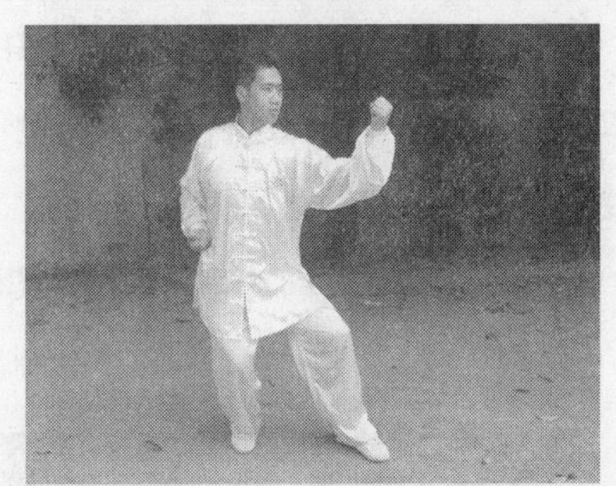
(图6-2-3)

第二法　腾空弹冲

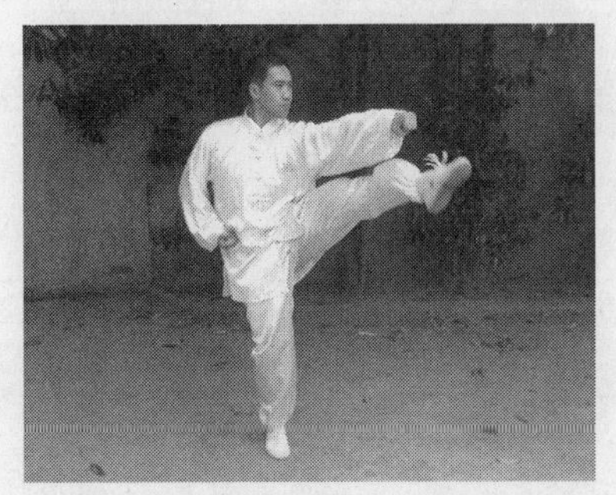
(图6-2-4)

动作要领：两脚同时向上腾起，凌空时将左脚和左拳同时向正前力空中发出弹腿，冲拳(图6-2-4)。

用途：弹击对方腹、裆部、拳击其头部。

要求：左腿猛弹快收，脚尖绷直，着力于脚背，重心要稳。

第三法　弓 步 推 掌

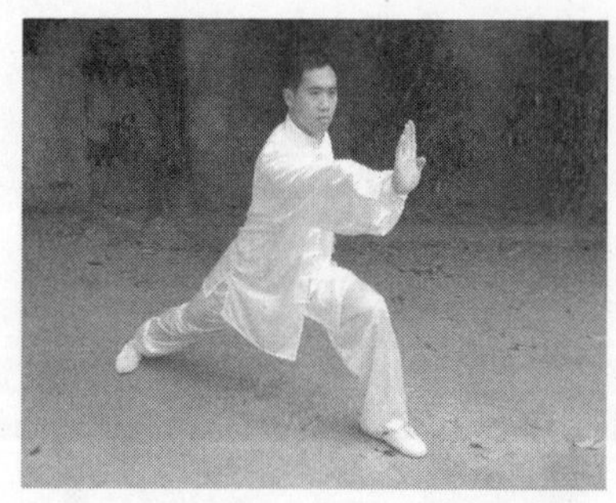

动作要领：腾空弹冲落地成左弓步，同时，左拳收回腹侧，右拳变掌猛力向前推（图 6－2－5）。

用途：拳击其面、胸腹部。

要求：推掌快速、有力。

（图 6－2－5）

第四法　勾 手 立 扫

动作要领：左拳变掌从腰间由下向上前力弧形摆起，右掌则在左掌回环时从左腋部向下，向右，向上弧形屈腕反臂，成后勾手，右脚同时右后往前立扫，左掌置于右腋下，掌心向右（图 6－2－6、图 6－2－7）。

用途：扫腿或勾手其下部使其跌扑。

要求：搂手立扫迅速有力，扫腿迅猛，重心稳定。

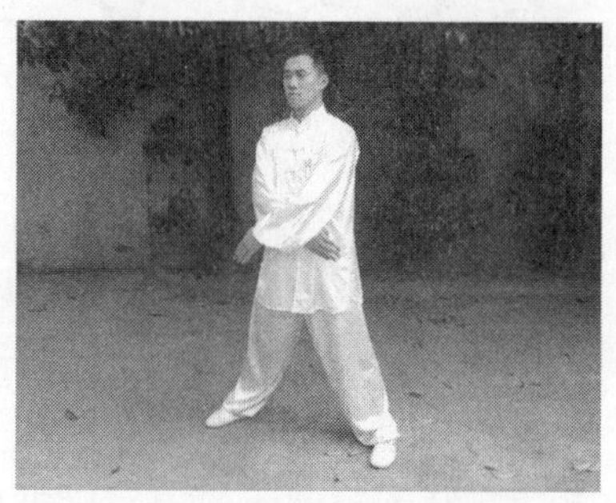

（图 6－2－6）

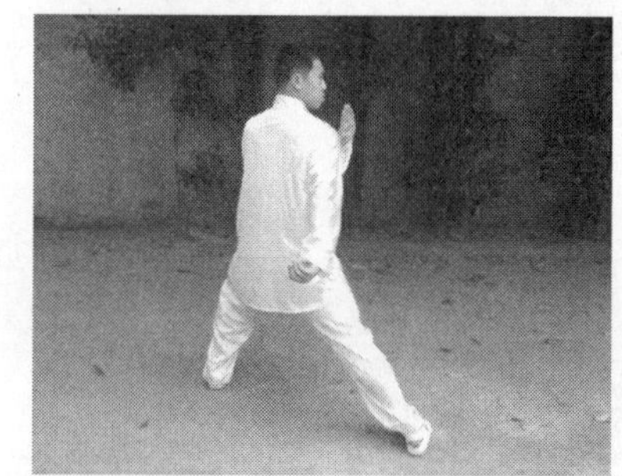

（图 6－2－7）

第五法　弓 步 劈 掌

动作要领：右脚向前方移步，左脚由右成交叉状，右脚迅速成右弓步，右勾手变拳从下向上猛劈(图 6－2－8、图 6－2－9、图 6－2－10)。

用途：击头、面部。

作用：交叉步转换右弓步时要迅速，重心要稳，下劈拳快速有力。

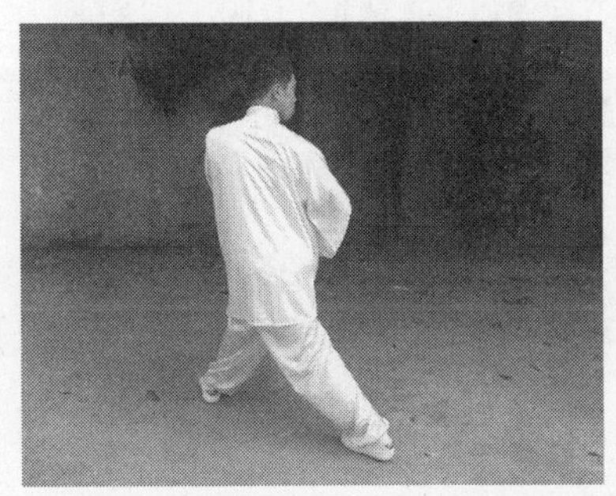
(图 6－2－8 正)

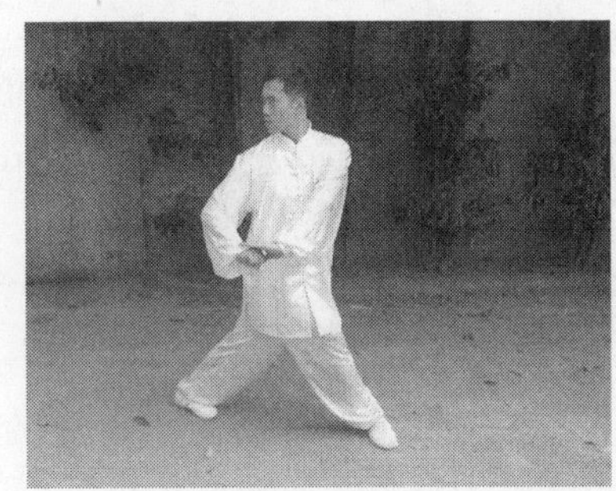
(图 6－2－8 反)

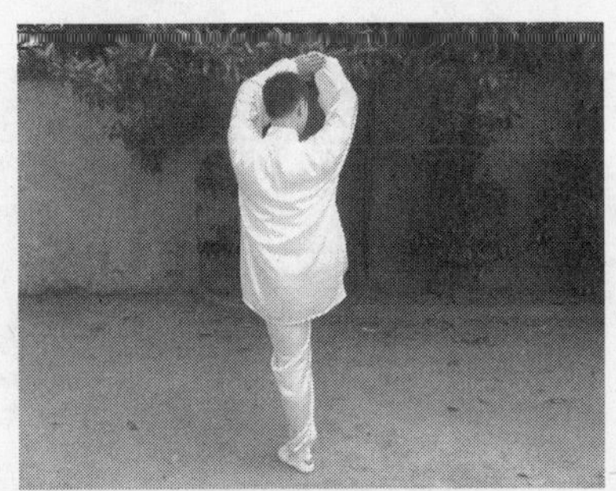
(图 6－2－9)

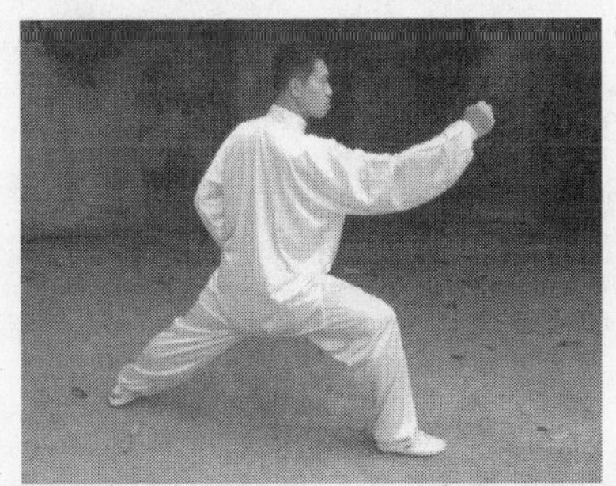
(图 6－2－10)

第六法　弓 步 推 掌

动作要领：原地转身变换成左弓步，同时左掌成立掌向前方推出，右掌置于腰间(图 6－2－11)。

用途：击前、防后。

要求：转身交换步型时同时收右拳，要迅速推出左掌。

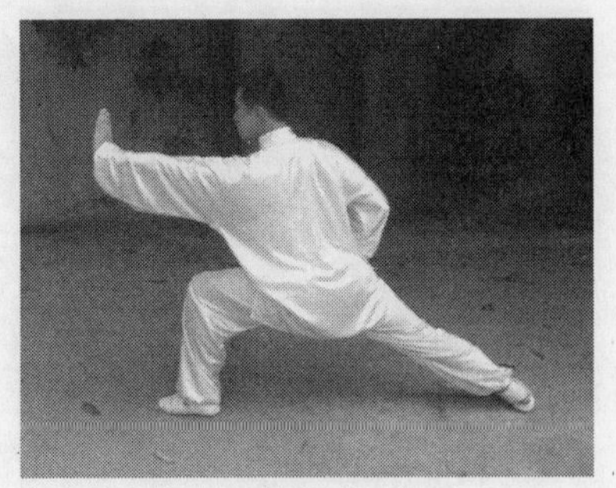
(图 6－2－11)

第七法　后蹬腿(脚)

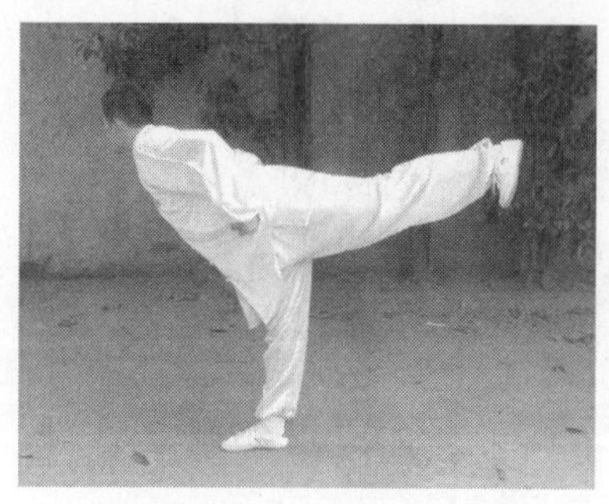
(图 6-2-12)

动作要领：左掌收于腰侧，右脚稍向前移动支撑重心，同时左脚向身后方踢出(图 6-2-12)。

用途：后蹬击其胸、腹、裆部。

要求：后蹬时，迅速猛狠，快速收腿。

第八法　弓 步 侧 砍

动作要领：左脚落地转身变左弓步，左手屈肘招举至与头向平时变掌，右掌向前力左侧猛砍(图 6-2-13)。

用途：砍击头、胸部。

要求：砍击要迅猛有力。

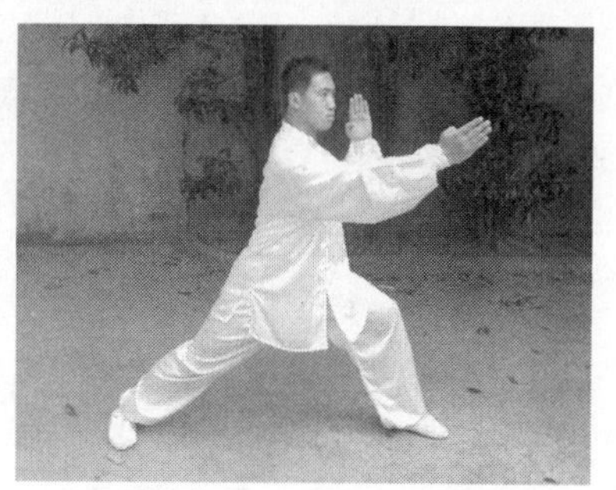
(图 6-2-13)

第九法　提 膝 横 拳

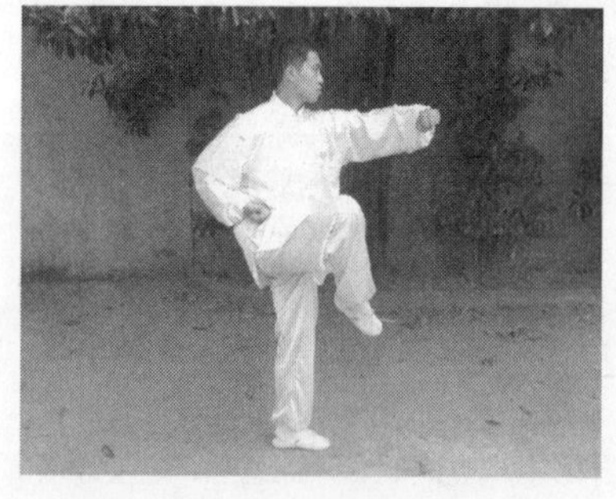
(图 6-2-14)

动作要领：右脚由后向前提膝，同时左拳成横拳势向前打出，左拳置于右腰间(图 6-2-14)。

用途：横击头、胸部。

要求：提膝与击出横拳同时进行。

第十法　弓步顶肘

动作要领：右脚落地后成右弓步，右肘从腰侧向前进击，左手掌紧贴于右拳面(图 6-2-15)。

用途：肘击其心窝、胁肋、头部。

要求：发肘时用两肘合力将右肘猛向前力推顶，右大小臂要夹紧略保水平，掌心向下。

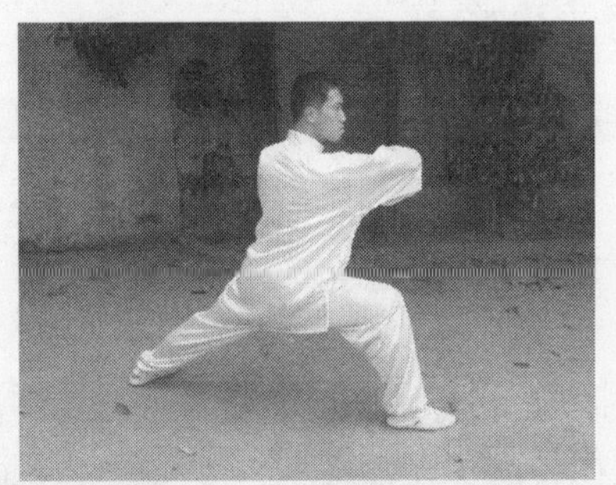
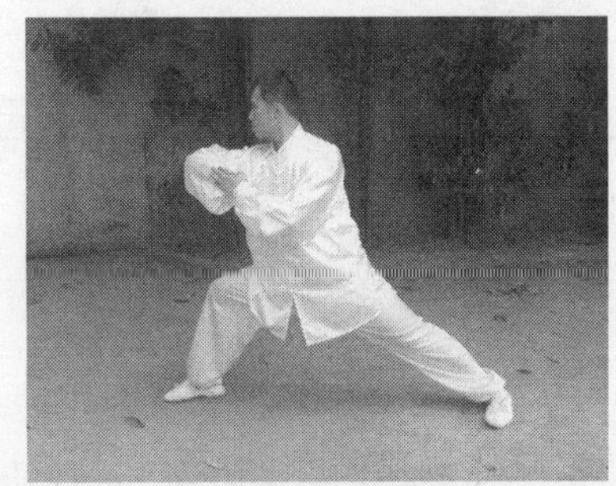

(图 6-2-15 正、反)

第十一法　弓步砸拳

动作要领：(上动不停)右拳自上往下砸，左手握拳置于左侧腰间(图 6-2-16)。

用途：砸、压对方肘关节。

要求：右臂下砸时拳心向上，挥臂砸击有力。

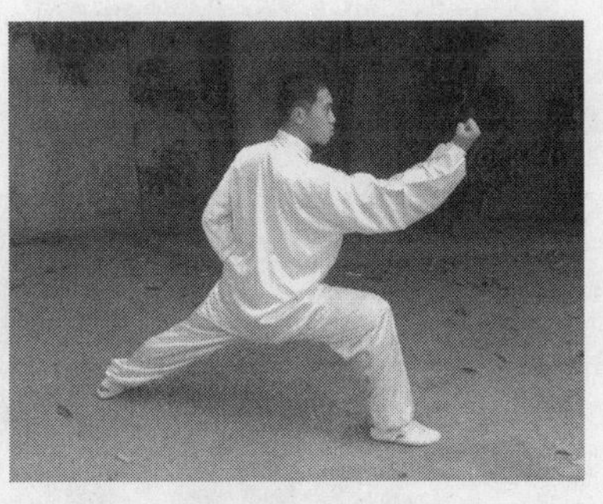

(图 6-2-16)

第十二法　弓步左勾拳

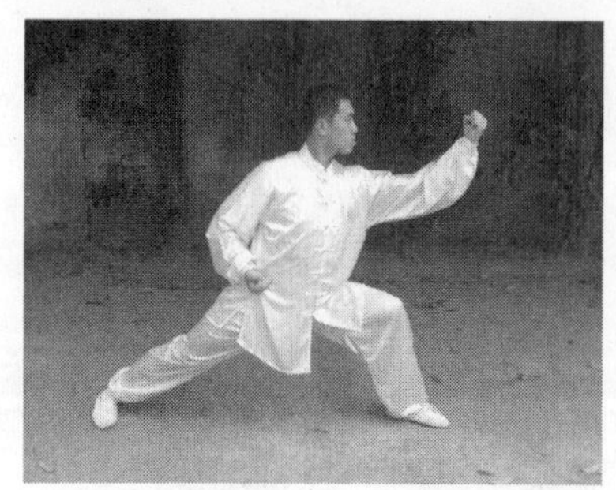
(图 6-2-17)

动作要领：左脚上步变成左弓步。右拳收于腰侧，左拳自腹部由下向上打出勾拳(图 6-2-17)。

用途：击对方喉、下颌、腹裆部。

要求：左勾拳击出与下颌同高，拳心向里，发拳迅猛。

第十三法　仆步击地

动作要领：右拳变掌从左肘下向上向右，同时右脚插于左脚后面，向右转身成仆步势，右拳收于右腰侧，左拳变掌由上面下拍击地面(图 6-2-18、图 6-2-19、图 6-2-20)。

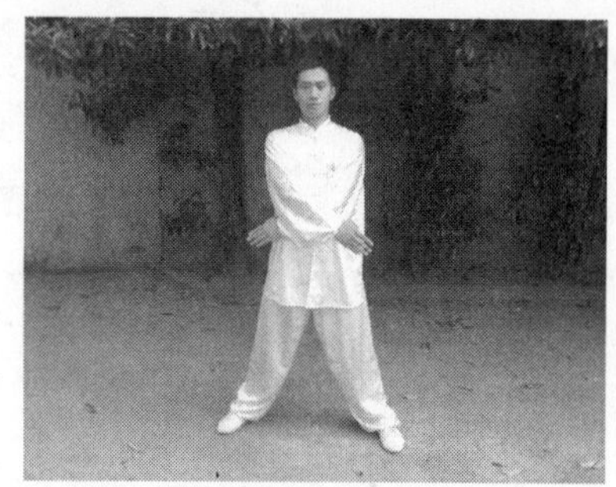
(图 6-2-18)

用途：击对力膝、脚部。

要求：步型转换连贯、迅速，仆步击地有力。

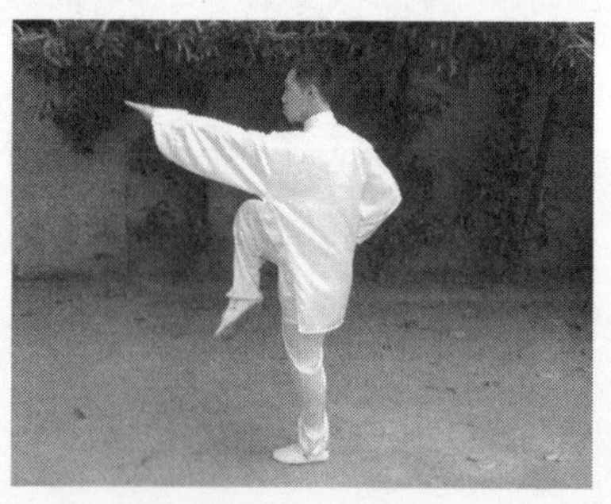
(图 6-2-19)

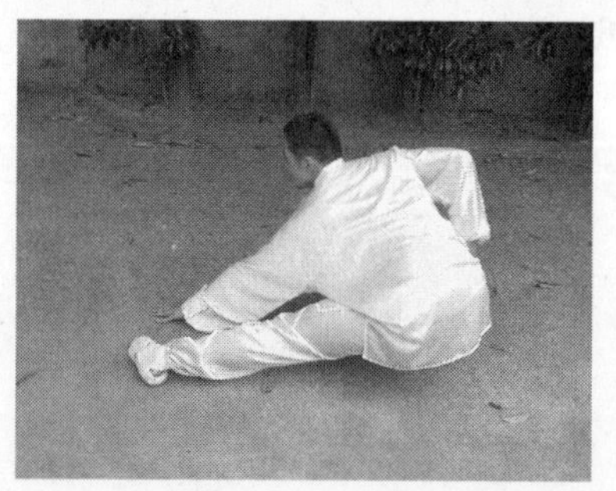
(图 6-2-20)

第十四法　左弓步冲拳

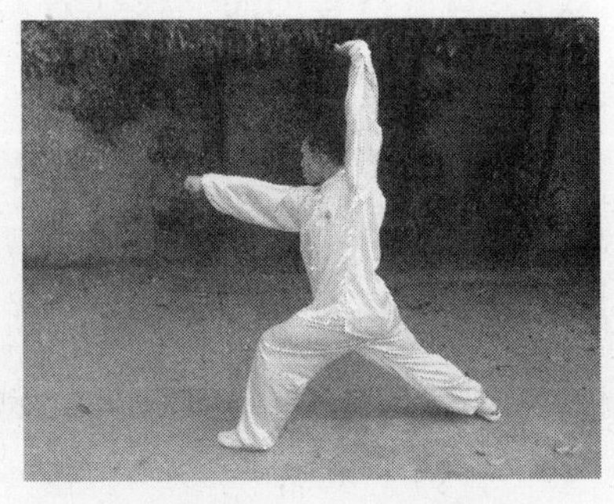
(图 6－2－21)

动作要领：左脚成左弓步势，左臂屈肘上架于头部上方，同时右拳从腰侧向前平击出(图 6－2－21)。

用途：击对方面、胸、腹部。

要求：右拳从腰间猛力向前旋转冲出，掌心向下。

第十五法　后移驱魔势

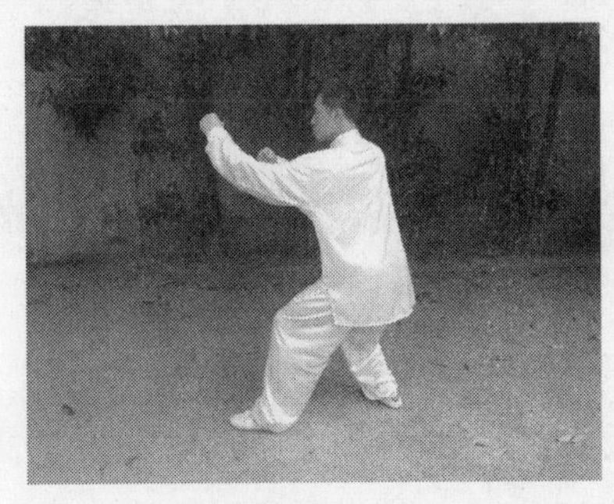
(图 6－2－22)

动作要领：两脚后移两步，两拳收回成驱魔势(图 6－2－22)。

要求：成预备式，严正以待，完功后全身松也。

第三节　武艺点激拳

武艺点激套路是采用原中国武术协会第一副主席、全国著名伤骨科专家王子平和原全国佛教协会副主席、著名武术家海灯法师以及中华武功点激疗法“手术刀”第一人奚潘良教授的武功体疗各种不同的手技，结合内气外发导引，运用龙形掌、虎爪、鹰钩、豹点、猿手、熊推等特技，而创著的一套点激手法套路。达到“知其体相，识其部位，一旦临场上阵，就能机触于外，巧生于内，手点心会，法从意发，激活生机”。通过武功点激拳的练习，可以融内气与外劲为一体而达于掌指，而提升点激治疗的功力。使动作稳健有力，关节活动灵巧，内气外放，发劲有力，进一步提高武功点激手法的治疗奇效，实属世界首创而一枝独秀。具体操作步骤如下：

1. 白虎出山

正立，两肩松沉，两手自然下垂，呼吸自然，目视前方（图 6－3－1）。练如大雪纷飞中隐约出现一只白虎屹立在山脉之中，巍然不动的武姿艺感。

要点提示：站立时，虚领顶劲，含胸拔背，沉肩垂肘，舌抵上鄂，双目平视，吐纳均匀，稳健如泰山，巍巍而立，心领神会。

2. 力士试鼎

右腿分开，与肩同宽，全身放松，气沉丹田。同时两手缓缓上举与肩相平（图 6－3－2）。练似勇将在演武殿上跃跃欲试，力大无穷，威震全场的武姿艺境。

要点提示：意念在劳宫，上下运通，势如破竹，劲气达掌指，四平八稳，久能够使气感顺涌于手掌和指端。

3. 秋风扫叶

随后由丹田吐气，两手徐徐落下发力，以气催力（图 6－3－3）。练似两掌在秋风萧萧起，意在点激行，敢于同秋风争势，消除暮气，换来秋实丰收的艺感意境。

要点提示：下沉，双臂三节活动均匀，气感于掌指，血脉随波运，身形似神将。

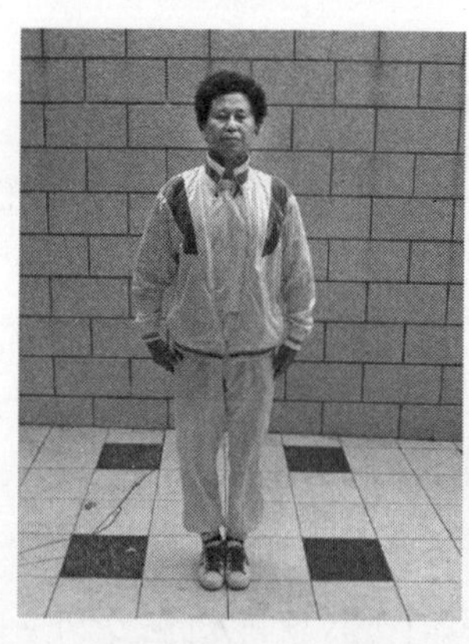
(图 6－3－1)

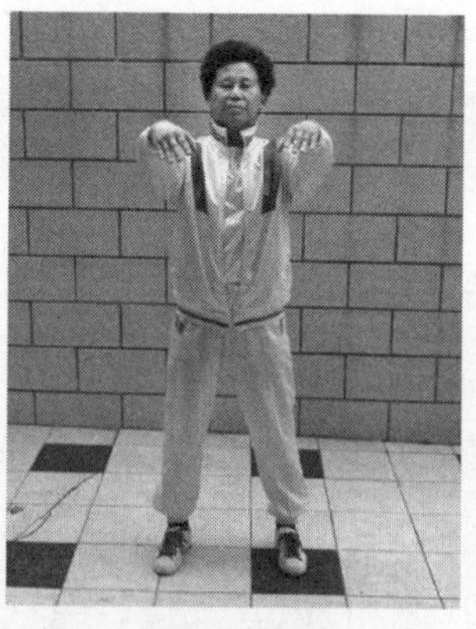
(图 6－3－2)

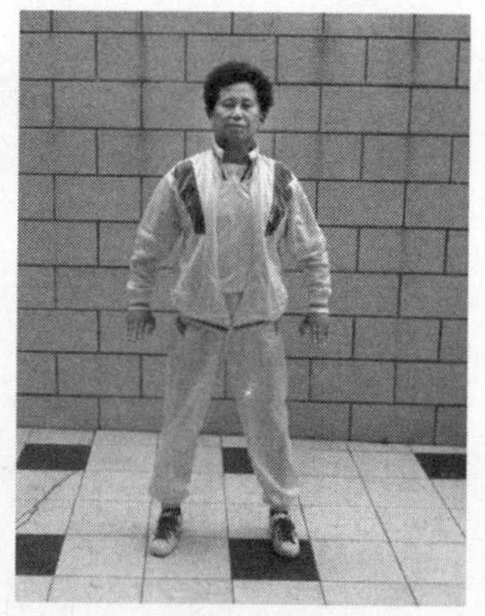
(图 6－3－3)

4. 日月相映

右腿后退一步，左足呈高虚步。左手变掌，右手为拳，合拢武家礼势力（图 6－3－4）。练如拳为日（阳），掌为月（阴），阴阳合一，天地相印，孕绎大自然新气象的意感美景。

要点提示：右拳左掌阴阳相抱，徐徐向前吐气成弧形，呈势正招圆，英豪呈武礼，屹立在昆仑，久练则气走全身，百脉畅通。

5. 退步托锤

左足后退一步，右屈膝呈弓步。同时两手翻掌，掌心向上，托住右拳（图 6－3－5）。练成用意不用力，使出内劲在掌心中，互为贯通相连的感觉。

要点提示：两掌劳宫上托有热感，通过气息调整阴阳，气力俱发，退移阴阳步，托塔如天王，久练内气增强。

6. 气沉丹田

右足后退一步，两脚平行站立，两手由上翻掌朝下，呈腹礼势（图 6－3－6）。练后达到右拳为掌，旋转按摩。周身之气于腹中，气足身壮，气血濡养，功力倍增的武艺形象。

要点提示：两腿如树根，五趾抓地，吐纳贯通于涌泉，头顶百会，气沉贯日月，保持松紧相宜，久练可以劲气相随，气足劲壮。

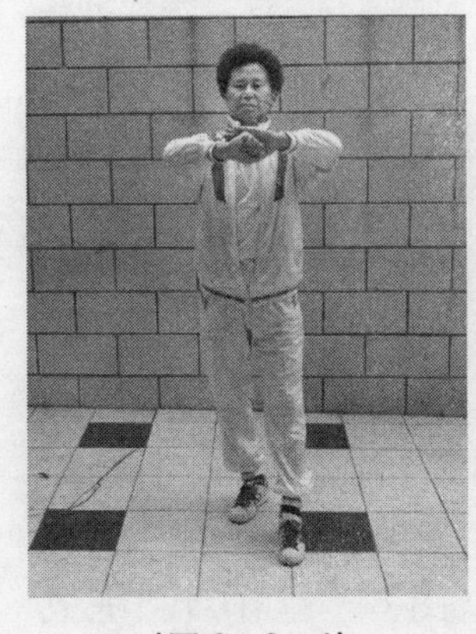
（图 6－3－4）

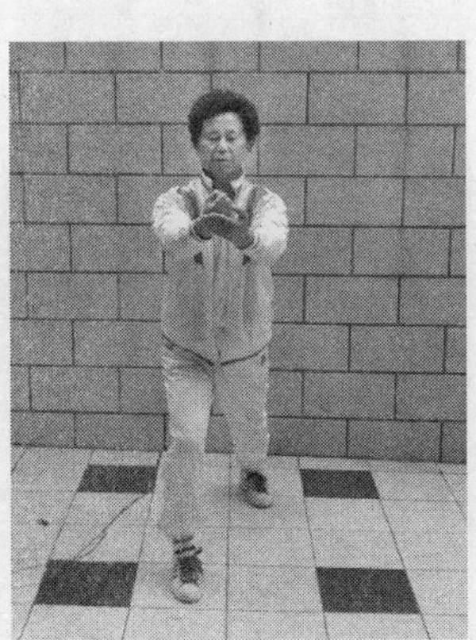
（图 6－3－5）

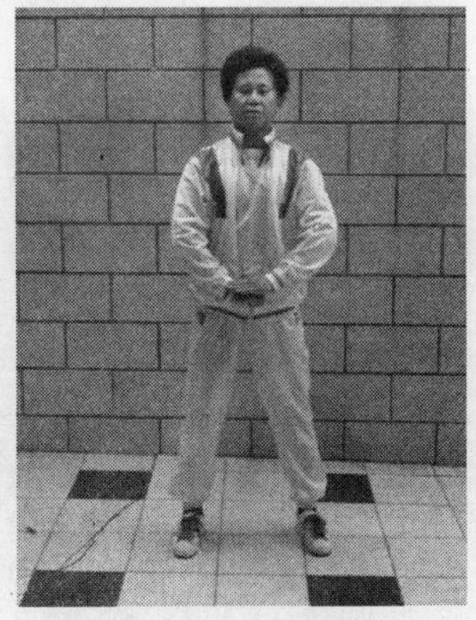
（图 6－3－6）

7. 回马转锋

两掌收回，叠于腹部，上体右转 45°，由丹田吐气发功（图 6－3－7）。练成两掌保护丹田，立身中正，以利全身上下畅通无阻、精力充沛的意境。

要点提示：两手松沉协调，加速经气运行，两腿不要太用劲，塌腰，松垮，身灵手巧活，意念气通融。

8. 大鹏宿林

转体还原，下蹲呈马步，两臂上提，与肩平成勾，前击发力(图 6－3－8)。呈现了大鹏飞落于深山老林之中，觅枝探宿，养精蓄锐的意境。

要点提示：双脚五趾抓地，收腹提气，意守丹田，力发于根，两爪如摘果，上下摆动点激，鹰鹏森林纵，爪在果树点，切忌耸肩缩颈。

9. 喜鹊啄米

右勾向前竖掌，然后向下勾啄(图 6－3－9)。收回，换做左手，继而两手来回往复。表现出啄米起伏分明，虚实相济，动静相宜，而栩栩如生风姿。

要点提示：两勾需自然松沉，气感于十宣穴，吐纳相随于劲力发放，鹰击长空游，勾啄驱除害。

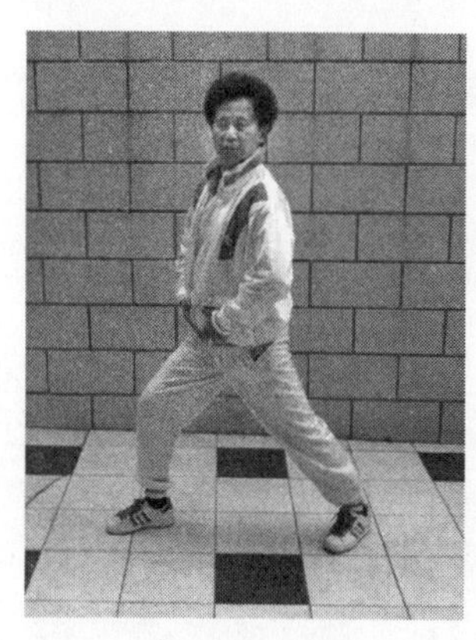
(图 6－3－7)

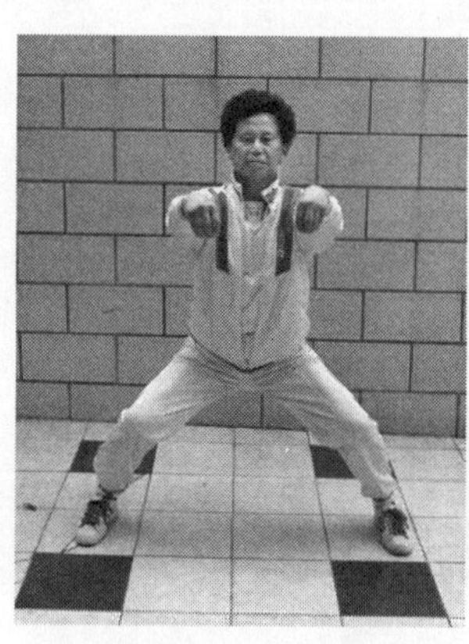
(图 6－3－8)

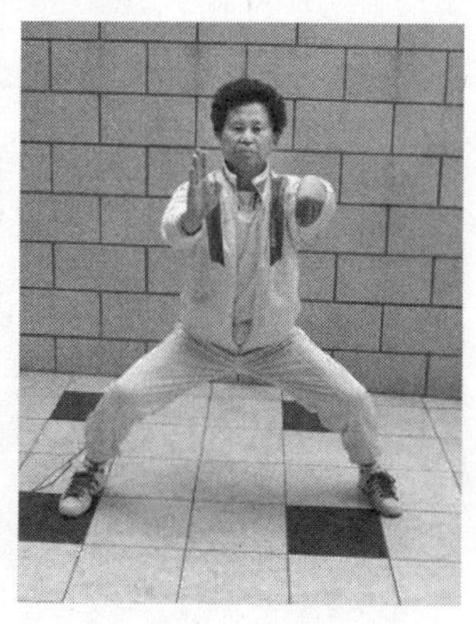
(图 6－3－9)

10. 枯木逢春

两手收回。抱拳于两侧腰部，右转体呈弓步(图 6－3－10)。练成千年大树，不畏自然灾害侵袭，毅然生机勃勃的还春，挺拔在山涧的意境。

要点提示：上体保持正直，两边松沉，避免杂念绕身，促进气感于双拳，心坚志毅豪，意向珠峰行。

11. 鹞子穿林

左转为马步，双拳从腰部向前直击，两手呈剑指点向前部穿行（图 6－3－11）。练时如飞禽穿林似的，吐纳导引，连绵不绝，飞丛有余之意境。

要点提示：两手指随气感变动，动作需缓慢协调、柔和，眼随两手指，内劲出奇功，指激似电流，久练可感生物电。

12. 牡丹独秀

右掌与左掌交叉合拢于胸前，呈十字状（图 6－3－12）。练时两手交叉，展示一派雍容华贵的花卉，堪称一枝独秀的国色天香，尽在陶醉中。

要点提示：两掌上下走内劲，气贯至手指，吐纳要细长，辟邪祛魔招，摆掌十字运。

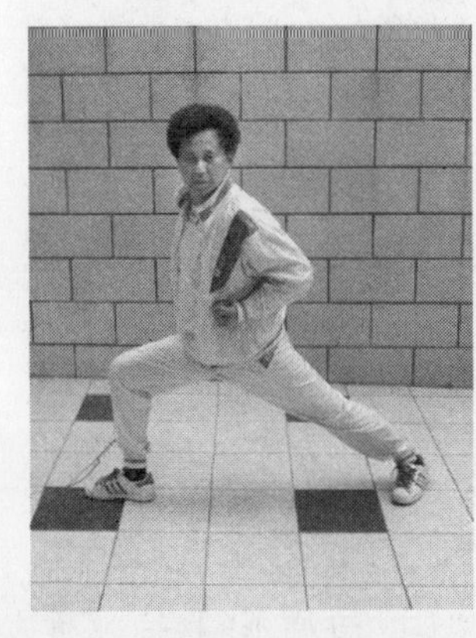

（图 6－3－10）

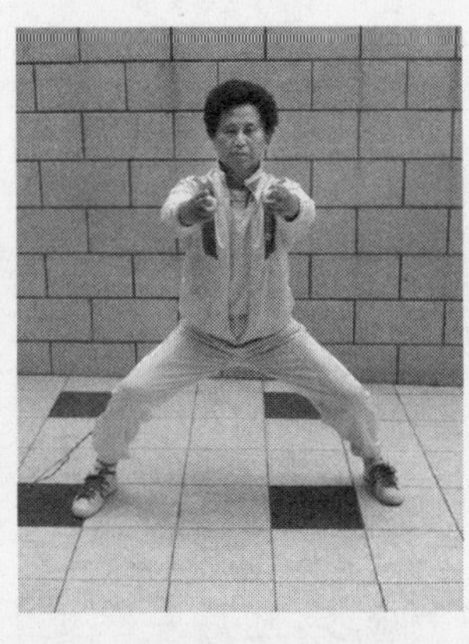

（图 6－3－11）

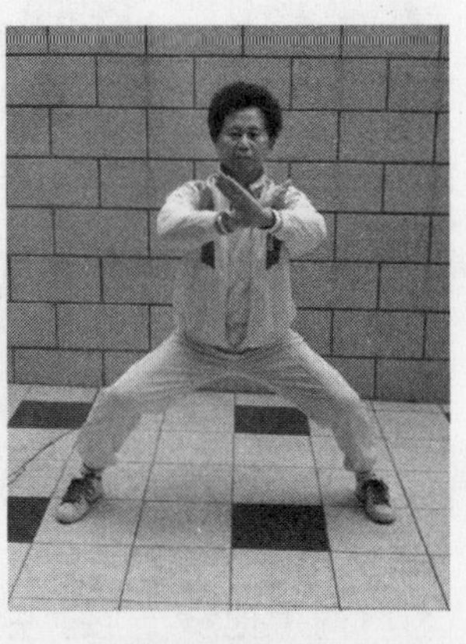

（图 6－3－12）

13. 二郎担山

两掌上举过头，左右分开下劈，与肩平，目视左掌（图 6－3－13）。练须两臂左右均衡，乃是养气活力之源，刚柔得法，张弛分明，是点激术之本也。

要点提示：两掌劈开时，吐纳顺达，自我调节控制内气外发的能量，二郎神担山，掌如破竹穿。

14. 切掌游动

左掌缓缓收回，呈切掌游动法运动 S 式收于腰部（图 6－3－14）。掌游切动时，四平八稳，如浮木顺水而下漂浮，连绵不断的意境。

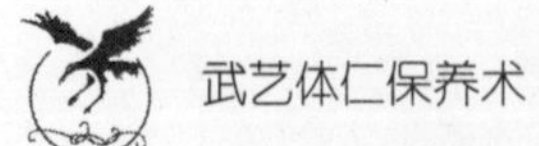

要点提示：运作时，虚实分明，两眼有神，两掌如游龙，切激肋胁中，如行云流水般。

15. 鹰爪梳理

左转为左弓步，同时左手掏于右掌而出，呈左鹰爪梳理法（图 6－3－15）。相反方向做一次。如梳子般韧劲，来回梳理，调整体力，补给回复的能力想象意境。

要点提示：左右开弓时，两脚虚实分明，梳理时应随吐纳贯通，促进气感充于内脏，鹰爪疏经络，左右摆身理，可储藏能量。

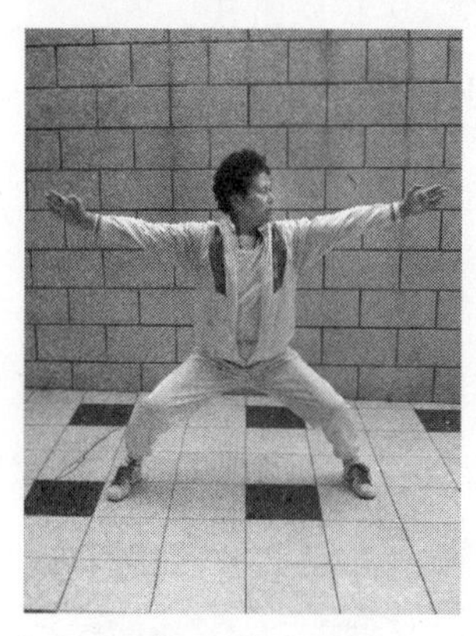
（图 6－3－13）

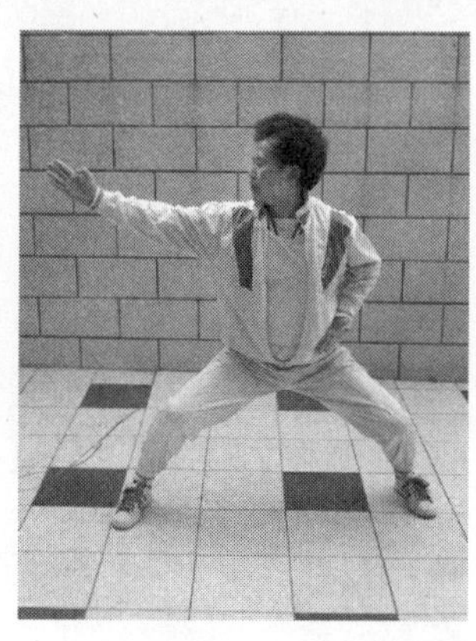
（图 6－3－14）

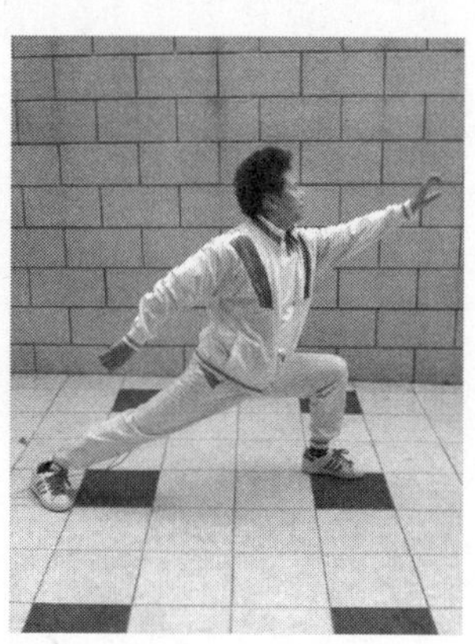
（图 6－3－15）

16. 鱼跃龙门

两手抱拳于腰，左转呈虚步，随后左拳想上冲出，与肩相平呈立拳（图 6－3－16）。要有锦鲤随着春潮上下翻腾跳跃的随波逐流，抑扬顿挫，勇往直前之势。

要点提示：在点压时，吐纳应随气息涌于劳宫，全身关节处于柔软放松状态，肘尖点压渗，刚柔透劲绵。

17. 白龙揭涛

左拳收回为掌，掌心向上，同时右拳收于腹前拍击左右拳背贴于左掌上，旋转滚法（图 6－3－17）。传达一种起伏有节，浪涛翻涌，气贯海洋，时露锋芒，洒脱奔放的激情。

要点提示：拳掌相合时，吐纳顺达，滚动控制外放的能量大小，掌背指旋转，滚动如涛水。

18. 虎鹰斗技

右转体，上右步呈弓步，右礼势法（图 6－3－18）。显示虎猛鹰睿，武绝艺伦，奏响高亢的交响旋律，而扣人心弦景象。

要点提示：用气在肘尖，意气合一，自然通顺，如螺旋进激，迈弓进肘顶，誓把魔鬼赶。

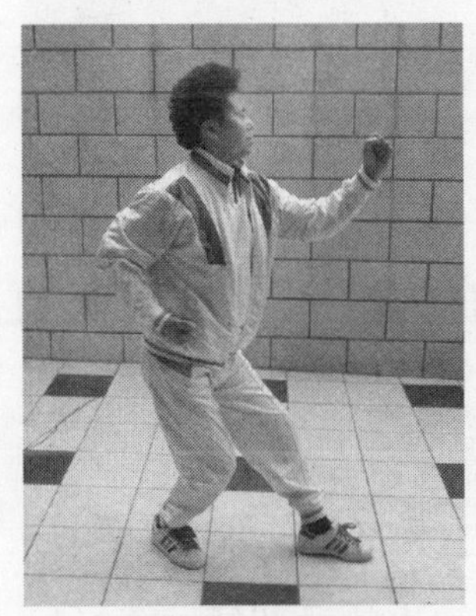

（图 6－3－16）

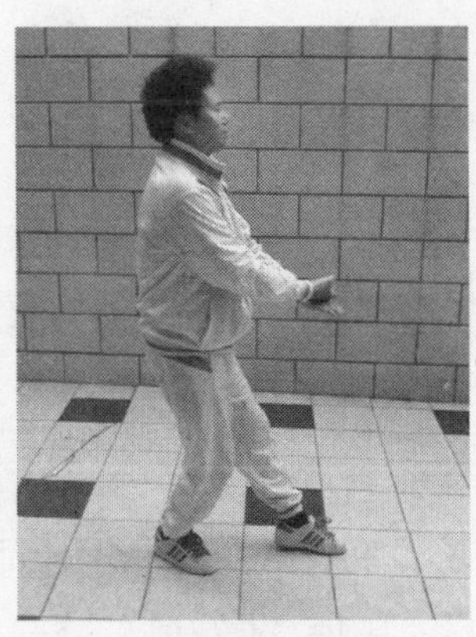

（图 6－3－17）

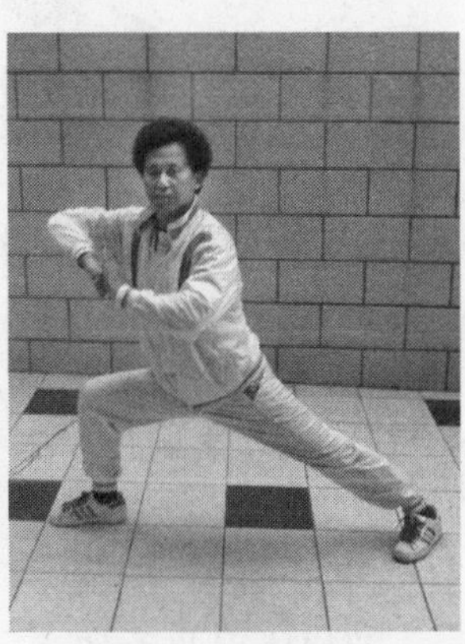

（图 6－3－18）

19. 泰山压顶

转体为马步，随之左掌覆盖于右拳面，沉肘与肩相平（图 6－3－19）。练达吐纳导引自丹田上行，发于腰，劲力顺达，两脉畅行无阻，力拔山兮气盖世形象。

要点提示：左掌右拳相按紧贴时，应随气感而变动，运作上下，需缓慢协调、柔和、眼随右手，拔邪归正扶，四平把稳衡。

20. 高山流水

左掌循右手臂下侧徐徐移至肘尖，如勾啄托于右肘，右鹰嘴于左掌心旋转按点（图 6－3－20）。修行中，气韵流畅，轻灵超脱，融入巍巍高山间，而婉约流水泻千里美景。

要点提示：呈马步式时，两膝做到与大腿成“一”水平，左反掌下托右肘尖，右勾爪走内劲，气贯掌指，似梅花针作用，鹰爪托蛇蝎，鹊啄把春回。

21. 十字叉掌

两手在胸前交叉成十字掌（图 6－3－21）。练就脊身中正，平衡阴阳，势正招圆，涵劲蓄力，胸有成竹，待机而发的武姿。

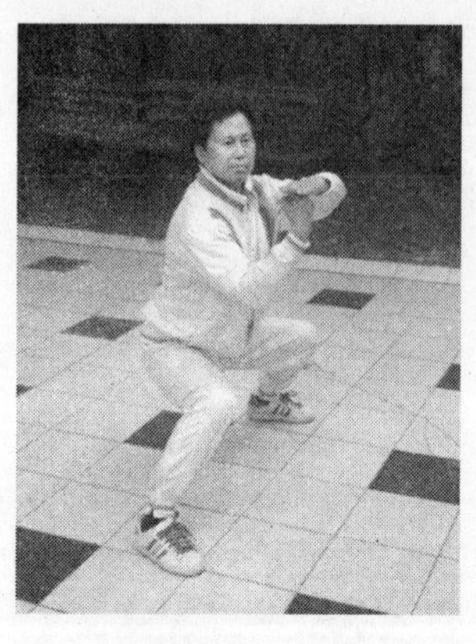

（图6-3-19）

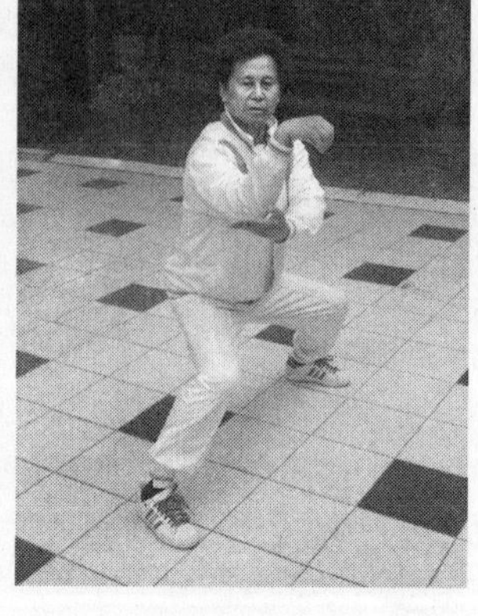

（图6-3-20）

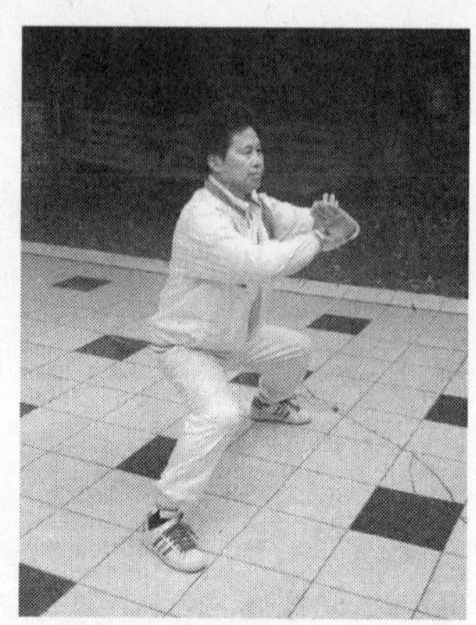

（图6-3-21）

要点提示：合手时，内外劳宫穴相互贯通，沉纳氧气，吐出浊气，以此提高呼吸系统的功能，以静待蓄动，千钧一发除。

22. 八字掌推

转体上左步为左弓步，两手成八字掌，由上而下S形波动推揉（图6-3-22）。体现两手如八字上下托推，劲发威生，精从神出的武艺感。练得如此炉火纯青的境界，尚需千锤百炼。

要点提示：两大小鱼际随气血循环，由上向下来回行如浮木，身体中正，目视前方，八字挥掌发，推波助澜显。

23. 落花流水

右转为马步，两掌变拳，先左后右往下叩击（图6-3-23）。练就神威无比，心身自如的如入邪魔之中，杀的病魔不战而栗，望风而溜的意感。

要点提示：上体保持松沉，两腕柔韧似击鼓，从上下点激，气感于拳心、大小鱼际，扣鼓击锣连，环环中的彩。

24. 合抱古树

两拳变掌，内合抱球于腹前，气沉丹田，虚领顶劲，然后内气外发（图6-3-24）。练在深山老林的苍松翠柏下，勇士英杰们聚精会神的合抱古树，锤炼苍劲挺拔，气势凌云，傲骨霜雪的高贵格调。

要点提示：两掌如抱大腿相搓，塌腰松垮，前后摆动，疏通人体经络，合掌搓邪恶，内气外发行。

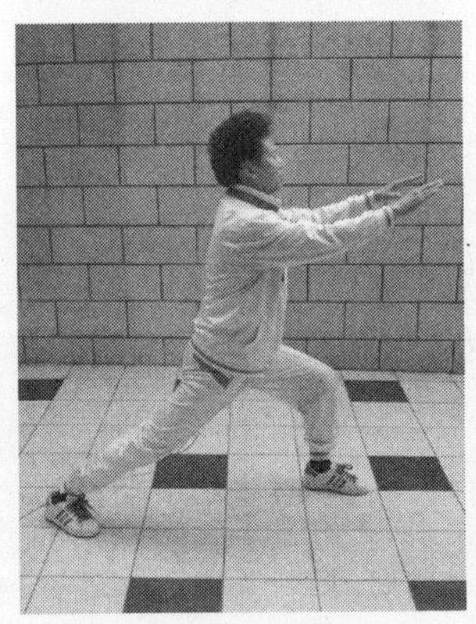
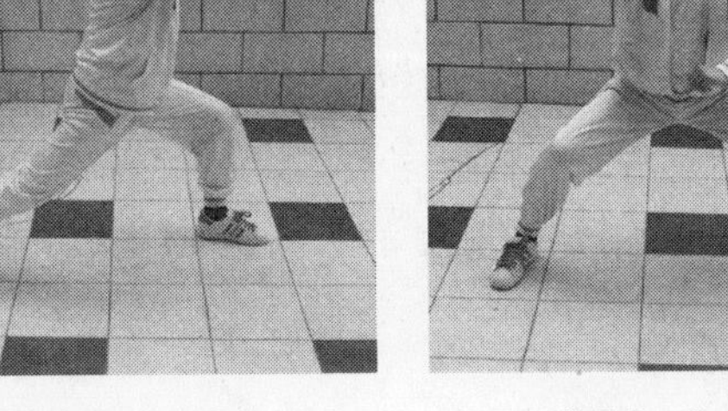
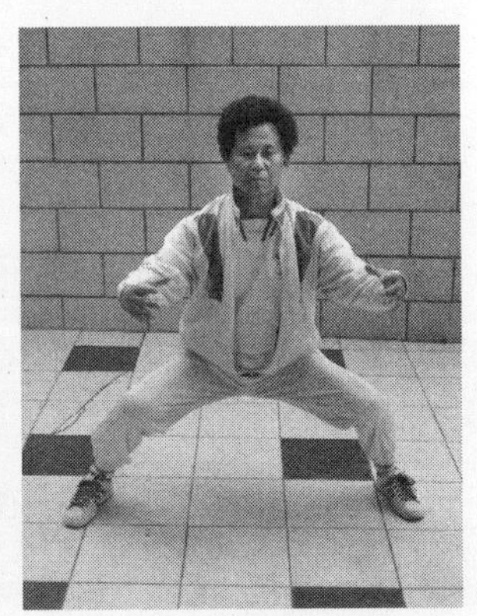

(图 6－3－22)　　(图 6－3－23)　　(图 6－3－24)

25. 引蛇出洞

右转，左腿为仆步，两手用吐纳调节导引，达到内气外发(图 6－3－25)。求得灵气东来，得心应手，不畏艰险，智勇兼备，捣尽邪魔，使得正气充盈无比，呈罗汉状意境。

要点提示：两掌上下左右似鞭子劲拍打，大小鱼际着于平体，促进气血运行之流量传注而震激全身经络、脏腑，手抱大蛇身，拍激齐上阵。

26. 熙风摆柳

上体直起，左屈膝呈左弓步，两手先左势后右势向上挑掌，目视前方发功(图 6－3－26、图 6－3－27)。犹如在醉人的风景中更是发挥的行云流水，和风酣畅杨柳中，婀娜多姿，煞是好看，象征着生命的绿色春晖人间意境。

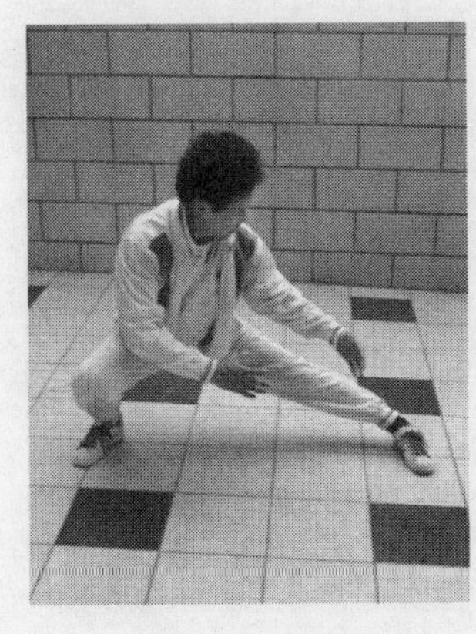
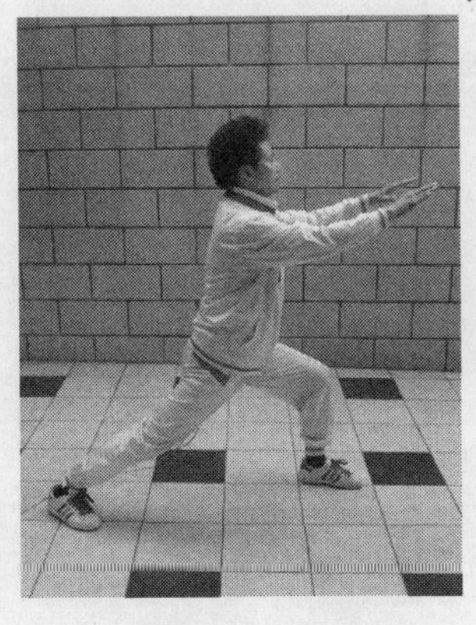
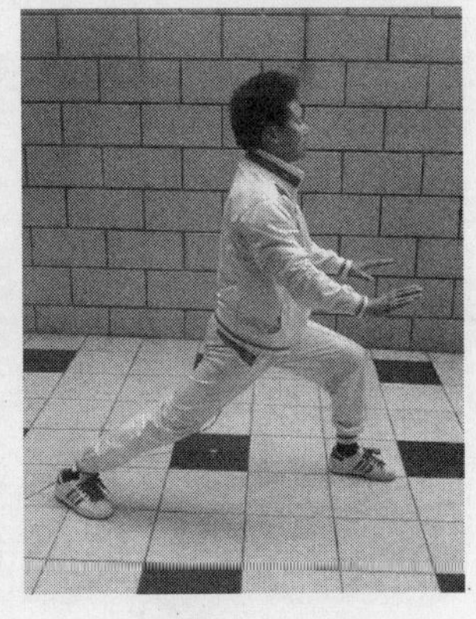

(图 6－3－25)　　(图 6－3－26)　　(图 6－3－27)

要点提示：如力士两掌来回推山势，随时控制气流量大小，达到意到、气到、劲到，勇士推山沛，逢凶化吉挑。

27. 顺水推舟

两手随身收回，气沉丹田，沉肩垂手，然后气、功、劲三者和谐，徐徐向前推行(图 6-3-28)。犹如勇士面对江海中船只，沉浸于凝神调息，一气顺势，奔腾不息的意感。

要点提示：阴阳平衡，以势运气，以气助力，促进气血调和，随时储存及释放气的能量，掌推奏起伏，款款劳宫发。

28. 开山问路

两手为拳收回于腰部，向前冲左拳，收回，再冲右拳(图 6-3-29)。练似特派前哨视察军情虚实，在大敌当前无所畏惧，眼观四面，耳听八方，赢得百战不殆的感应。

要点提示：两拳激打时，应随吐纳贯通，促进气感充拳背，加速聚气迅发的能量，炮珠连环出，惊吓牛鬼蛇。

29. 鹤立伸翅

提右膝直立，左掌背托右臂，收右拳，推左掌(图 6-3-30)。犹如一只丹顶鹤独立在树上，志在千里，雄心展翅高飞大江南北，含有延年绵长，心怀高天翱翔的气概。

要点提示：金鸡独立平稳，推掌随气血于劳宫及指尖，全身处于柔顺状态，阴阳出拳掌，金鸡独行赶。

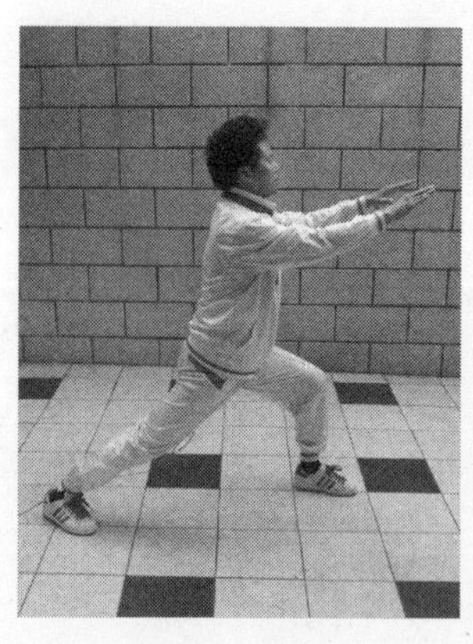
(图 6-3-28)

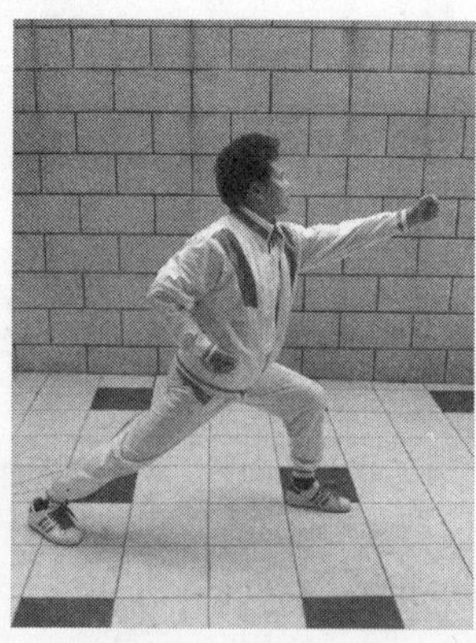
(图 6-3-29)

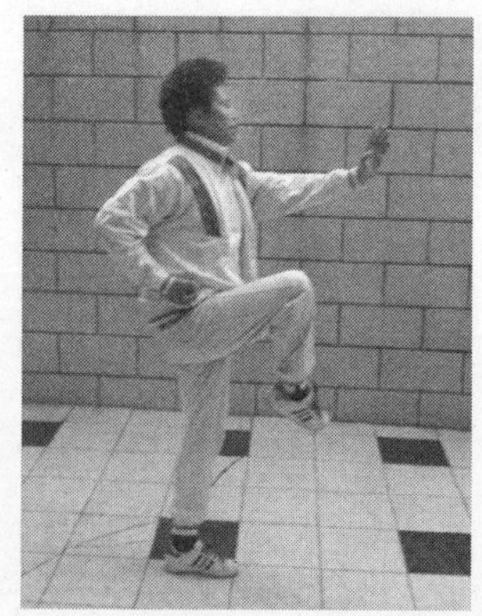
(图 6-3-30)

30. 凤凰出巢

右腿落步呈右弓步，左手收回，右拳冲出(图 6－3－31)。好像在春满大地的时候，一对美丽的吉祥物飞到人间，但愿大家生活圆满，心旷神怡。

要点提示：掌拳交合时，强调以掌代药，以拳代椿，劲力发射，从而使生物电逐渐增大，一锤定音安，点激百病消。

31. 苍鹏戏兔

右拳冲出变抓掌，同时左掌由上而下于腰前，呈压拉法发功(图 6－3－32)。犹如久经沧桑的大鹏，在蓝天白云上扶摇，忽见草丛中一只兔子，奋起直下而捕兔，可见眼力依旧，俊逸风姿境界。

要点提示：运气时，手步合一，沉着稳健，动力舒展，气沉丹田，自然顺达，一气呵成，哪吒擒海龙，压拉拔伸牵。

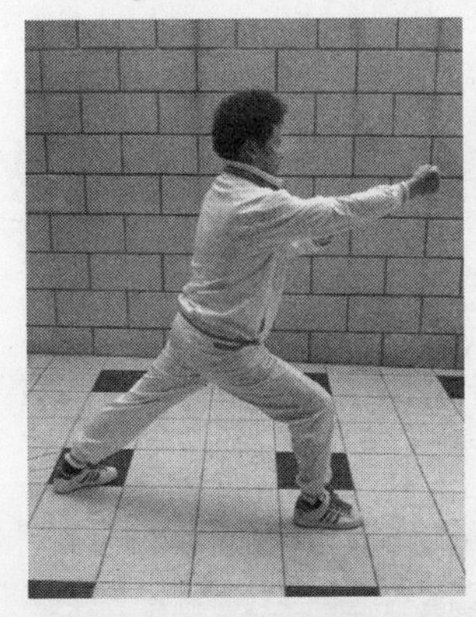
(图 6－3－31 正)

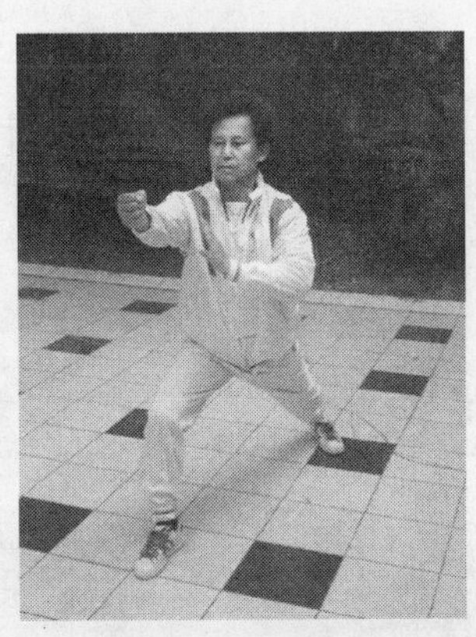
(图 6－3－31 反)

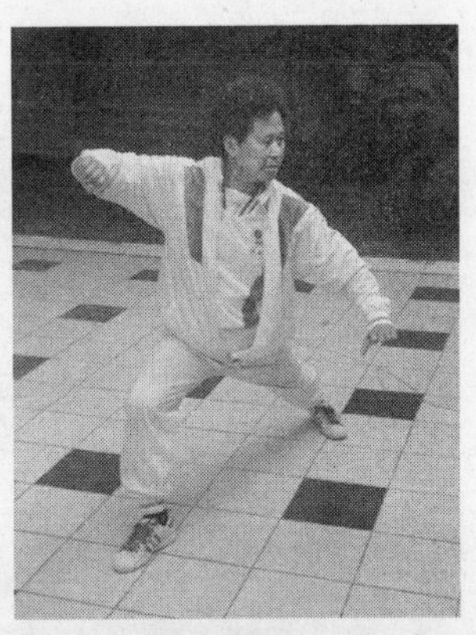
(图 6－3－32)

32. 地动山撼

右拳盖于左掌背，躯体先向左，转向中，再转向左以振动法发功再转变为马步势(图 6－3－33、图 6－3－34、图 6－3－35)。练时好似内功深厚的李闯王，不畏酷夏炎热，烈日当空的打熬筋骨，练得铁布衫功震天动地，满场飞扬，铿锵有力的意境。

要点提示：身正步稳，气感悬劲于两臂，着力即可时，加速气血流量的渗透力，三星高照震，地动山摇撼。

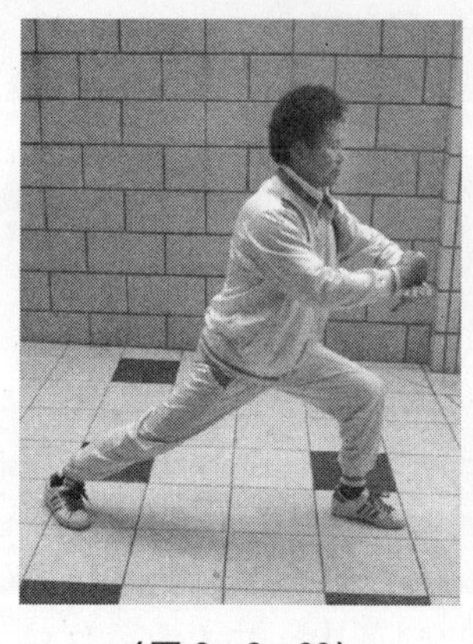
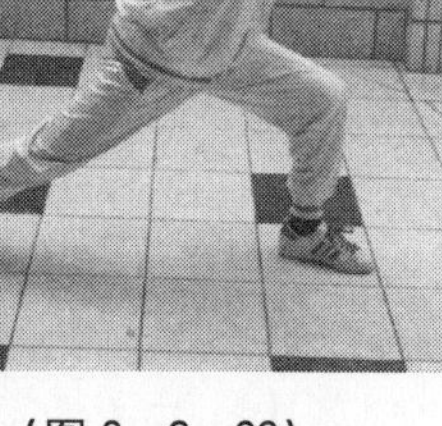

(图 6－3－33)

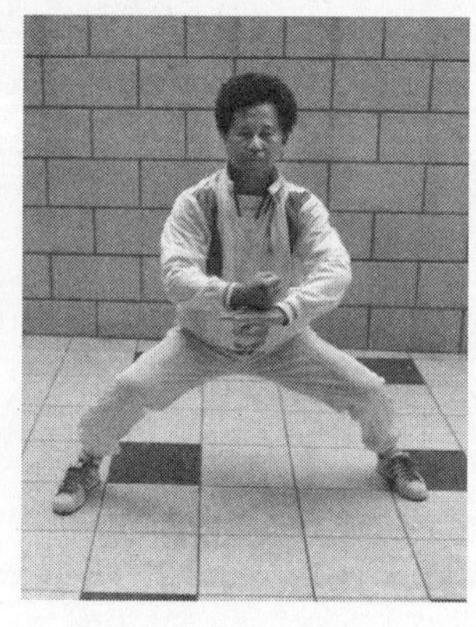

(图 6－3－34)

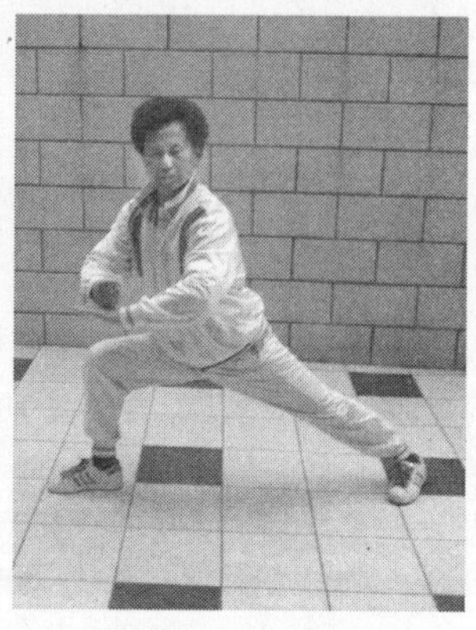

(图 6－3－35)

33. 虎爪擒拿

左转呈左弓步，目视前方，两手呈十字虎爪势(图 6－3－36)。以命门为中心，以腰轴为起点，把吐纳导引用于天地乾坤之间，练达虎爪生威，擒拿胜之的神力境地。

要点提示：转体时，应随气感吞吐自如，动作协调连贯，上身保持垂直，猛虎抓豺狼，气吞壮山河。

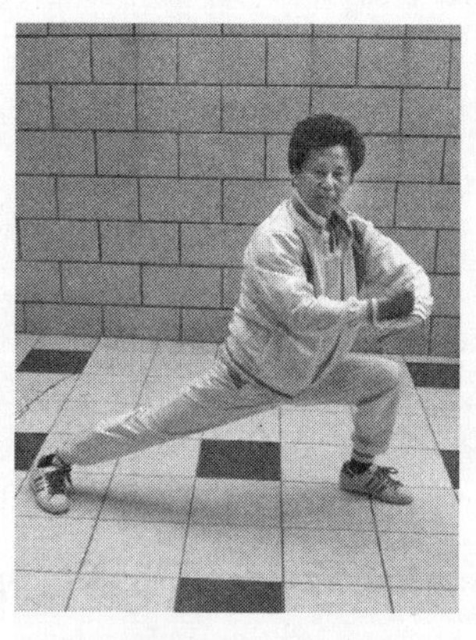

(图 6－3－36)

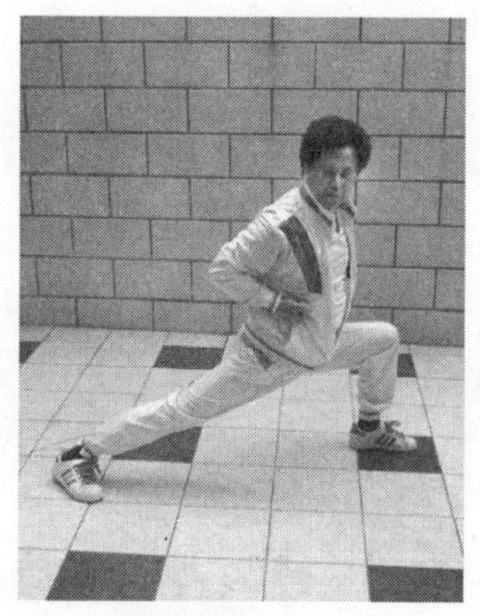

(图 6－3－37)

34. 白熊显威

两手由上而下，抱拳于腰部(图 6－3－37)。练就冰天雪地上威猛无比之白熊态，须吐纳导引循环，运转自如，逐练出如日中天的火候。

要点提示：两手抱拳时，须轻灵沉稳，由丹田调节周天，以利加快经络内气外发状态，彩虹贯天日，龙虎定乾坤。

35. 叶底藏桃

左腿右转呈高虚步，两手呈武家礼势（图 6-3-38）。仿佛仙桃也须绿叶相扶，练功如此，着重在人与气之间，密切相通关联的涵义。

要点提示：高探马时，脊柱中正，拳掌分明，气血充盈，达到新陈代谢的作用，武医艺文科，五学齐上献。

36. 修行归山

收左腿与肩宽并立，两手于胸前徐徐下落。两肩松沉，气沉丹田，稳如泰山。复原（图 6-3-39）。好像气行人中，人在气中。使自身强健体魄的武艺意感。练就一身好武艺、超胆识，返回故里大干一番宏图，即使遇上千困万难，也要迎刃而上的豪迈气概。

要点提示：意守丹田，吐气微微，纳气绵绵，将气感徐徐下沉于涌泉，以调整阴阳平衡，拳罢五更天，甘为百姓务。

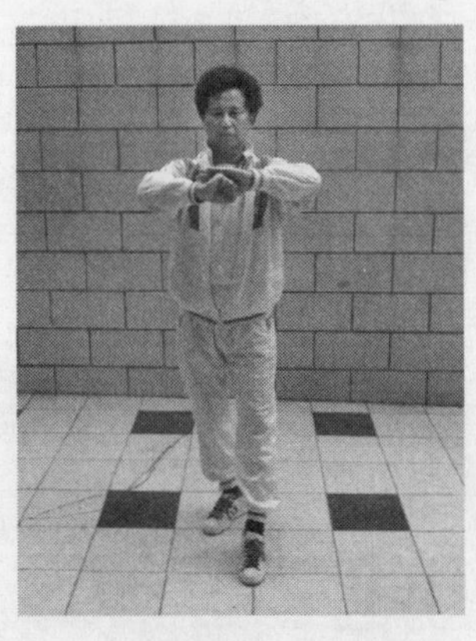
（图 6-3-38）

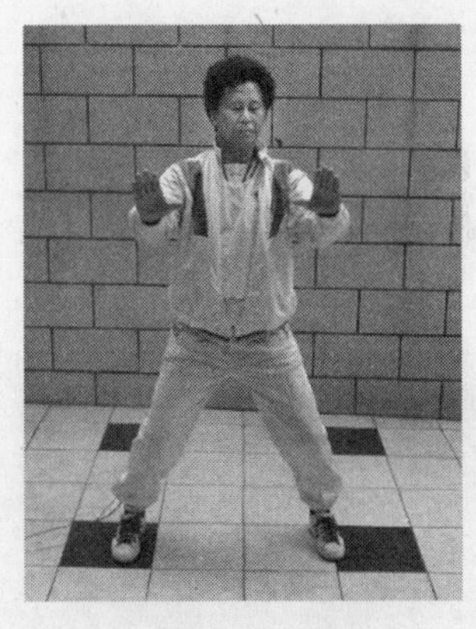
（图 6-3-39）

励志启迪：中华武功体疗学科十分强调原汁原味的民风谚语的训练方式，采用其精辟美妙的语言，犹如启动马达来充沛穿越于周身四肢百骸，在寂寞枯燥的修行中，领略到点激拳中引发的诗情画意，愉悦想象力，重视利用节律操行与比喻涵义把躯体及灵魂有机融于一炉，从而助兴激活智体功能，真正体现其文化内涵和艺术修养的博大精深，给予后学励志。足以证明，堪为“点激中的”是激活生命科学的源泉，更是强体能，养智慧，定除病魔矣。让点激套路如武功体疗的会旗院徽上的雄鹰一般，搏击长空、鹏程万里，洒向四大洋五大洲，为人类福祉生命不息。

第七章　典 型 病 例

人在治疗过程中，实际上疾病已发生多次变化，一些疾病被控制了，另一些疾病又发生了。而人的机体在疾病中的病理反应几乎是不变的。对于疑难杂症，务必精检细查为重中之重，不断析理加以科研。有的还需要几个疗程的巩固，方能奏效，以下是实例：

桡骨骨折病例

张××　男　22岁　运动员

病史：运动场比赛时不慎摔倒，右臂支撑着地，当时功能丧失，肿痛难忍，前臂发抖。在某医院诊治固定疗效不佳，经介绍来我院。

检查：右腕呈银叉畸形，前臂肿热有淤血，桡骨下端压痛，功能障碍。X线摄片见骨折嵌入及背侧移位，诊为桡骨远端骨折。

治疗过程：先用整复手法复位，用夹板及武功秘方敷贴，然后绷带固定。

二诊：患肢疼痛，睡眠欠佳。以内气外发在局部运行扶正，连续三次。

五诊：局部起皮疹，微肿，停止敷药，继续固定，用点穴法疏导气血，连治五次。

十诊：疼痛基本消失，X摄片检查：骨架生长形成。用武功点激手法导引，连续八次，患肢功能恢复基本正常。

落枕病例

赵×× 女 58岁 书画家

病史：颈部不能转动，有压痛点，不能仰卧。

检查：身体虚弱，颈动困难，精神忧闷紧张。

治疗过程：用武功点激法在患者颈部周围循序渐进内气外发。然后教患者学武功壮健操第1～3节，患者顿感轻松自如，连续两次即愈。

肩周炎病例

周×× 女 65岁 党政干部

病史：右肩关节疼痛，伴上肢外展、抬举受限十年余。上肢无力，酸胀麻木，疼痛，上举受限。

检查：肩部韧带及肌腱松弛，弹性欠佳，活动受限。

治疗过程：武功点激，运气发劲，患者顿有热感，局部舒适灵活，然后教患者练习武功壮健操第1～3节，连续治疗一个半疗程，运动自如。

胸部损伤病例

李×× 男28岁 行政干部

病史：在办公室搬物时，因两足不稳，臂力失衡，当时胸部很疼痛，第二天疼痛加剧，呼吸困难，不能挺胸。

检查：含胸，胸壁外表无异常，震动时两侧胸大肌有胀痛，扩胸时痛加剧，属气血两伤。

治疗过程：武功点激，然后教患者学武功壮健操第1节，连续三次治愈。

臀部损伤病例

严×× 女 25岁 秘书

病史：骑车失去平衡，不慎摔倒，臀部落地受伤，当时疼痛难忍，不能动弹，一周后剧痛，行走不便，左臀大肌肿硬压痛。

治疗过程：按武功点激法循序渐进施术，手法宜轻，行气为主。

二诊：症稍减，仍有淤血，左臀部伤处点穴发功。

四诊：肿胀减轻，疼痛减半，行走时稍微有牵痛，以内外气发于局部施功，附教武功壮健操 8～9 节。

八诊：肿胀全消，行走方便，硬块明显缩小。继作深度发功，连续诊治四次后痊愈。

腰痛病例

刘××　男　75 岁　离休干部

病史：腰肌劳损数十年，伴有风湿症。腰椎两侧肌肉胀痛，不能前屈、后仰及侧屈，行走不便。

检查：第四、五腰椎两侧腰大肌及棘突有压痛，前屈、后仰、侧屈功能障碍。

治疗过程：按武功体疗之要领，以得气放松为宜，术前使患者消除紧张感。

二诊：患者感到轻松，表示有信心与体疗师密切配合，然后用点激法进行点穴发功，再做体疗牵引，患者顿感舒服自如。另嘱患者练习武功壮健操 5～7 节。

五诊：疼痛明显减轻，腰部功能活动改善，灵活性增强，睡眠良好，唯雨天时腰部仍有酸胀感，遂加强功力以内气透颈入穴，附加正骨手法，另嘱患者加练武功壮健操 8～10 节。

十诊：无压痛感，腰部活动明显好转。治疗同上，连续一个疗程治愈。

膝关节损伤病例

严××　男　40 岁　银行职员

病史：半年前不慎跌倒，两膝着地，当即疼痛难忍，不能站立。后经中西医骨科打针、服药、推拿、理疗等治疗，症状虽有好转，但两膝仍有疼痛，伸屈困难。

检查：两膝红肿，有明显压痛感，伸腿则痛。诊断髌骨挫伤，软组织损伤。

治疗过程：按武功点激之要领，循序渐进施术，手法宜轻，但要透劲，令其有传导热感，连续三次。

四诊：肿消，疼痛大减，压痛减轻，随后加强内气外发功施治，连续三次。

八诊：症状减轻，伸屈自如，连续两次愈。另嘱学练武功壮健操第8～9节。

踝关节损伤病例

陈×× 女 33岁 副教授

病史：半月前晚上走路不慎，足向内翻，扭伤踝关节，当时疼痛，随后即胀痛，走路困难，经医院多次治疗，疗效不佳。

检查：踝关节红肿，有压痛，活动受限，精神不振。

治疗过程：按武功点激疗法之要求，用轻柔手法在踝部进行发功，连续两次。

三诊：肿消，胀痛减轻。以内气外发功施术，然后进行摇晃拔伸，点激穴位，连治四次。

八诊：局部稍有酸痛，行走接近正常。连治3次愈。

高血压症病例

金×× 男 50岁 金领族

病史：高血压病史十余年，经常头晕眼花，失眠，耳鸣，思想恐惧感，遇外界刺激特别易受惊。大便干燥，下肢无力。

检查：血压200/120毫米汞柱。

治疗过程：武功点激法，由头往脚、上轻下重进行和缓施术，使患者有得气感，连续两次。

三诊：精神比以往轻松，大便通畅，血压180/110毫米汞柱。继施上法。

八诊：症状明显减轻，血压110/80毫米汞柱，继用上法连续两次，血压趋向正常。

十二诊：为巩固疗效，加强渗透劲力，血压康复100/70毫米汞柱，血压正常。

坐骨神经痛病症

颜××　男　58岁　国企老总

病史：由于年轻创业时干重体力活，不注意保暖，造成腰肌劳损，使臀部和腿部经常疼痛，逐日加重，不能弯腰，行动困难，已长达二十年了。

检查：腰椎和胸椎自右向左偏斜1公分左右，从臀部直至小腿沿坐骨神经走向均有压痛，腰椎、胸椎、颈椎有增生，左腿肌肉萎缩。

治疗过程：第一疗程中，通过武功体疗手法，使其减缓痛感，摆脱拐杖，行走稍便，可下蹲。

第一疗程的治疗为第二疗程作了准备工作，由于病情较重，属于第三期，而且是疑难症，需要至少十个疗程诊治。

运动处方：每天做弯腰、踢腿、下蹲等动作半小时，使其小腿肌肉停止萎缩，增加腰腿活动范围，增加免疫力，并且要注意保暖。

疑难杂症

吴××　男　18岁　运动员

病史：因外伤后，右腿常发生绞痛，久治无效，后病情加重，双腿瘫痪，生活不能自理，上厕所小便需一人抱上身，一人拿下身，本人及亲属万分痛苦。

检查：下半身偏瘫，无法行走。

治疗过程：用点激疗法刺激其下身穴位，并配合武功内气外发，经过15次治疗，逐渐好转，能站立起身走路了。

二十诊：在武功体疗师的治疗下，能够恢复到从前80%的功能。

穆××　女　10岁　俄罗斯领事馆女孩

病史：出生时，因难产引起脑缺氧，虽长至10岁，手、脚动作不协调，手腕伸不直。

检查：因出生时先天不足引起发育不良，协调性差。

治疗过程：通过点激疗法，配合内气外发对患肢进行发功。5次后，该女孩从未伸直过的手，终于伸直了。

黄×× 女 46岁 IT主管

病史：45岁时，感到右手突然微曲、无力，病情恶化，手指变形，手掌肌肉明显萎缩，手臂至肩无力，抬举困难，左手也开始乏力变形；下肢沉重，无力行走；说话也开始吐字不清。

治疗过程：先经过10天的点激疗法，刺激穴位，舒筋活络，达到气血畅通。后在此基础上，开始用内气外发功进行治疗10次。

现手脚轻松，左手弯曲的小指也能伸直了，右肩的病情明显改善，双臂抬举功能逐渐好转，双脚也轻松有力，可以走下楼梯，走一公里路了。

第八章　养性体仁艺术

第一节　科 学 养 性

中华武功体疗学科曾提到:"健康的根源是养性,更需艺术的交融互渗,而为人文健康者",这是时雍生活的体现。

在大都市的灯莹下,演绎了无数的灯话情爱性福趣事,人类渴望情话的至高境界,爱欲的甜蜜胜美,开启时代并呼唤觉醒男欢女爱的情节蜜欲。

性爱,是人的天性,如何美化自己尚需精心呵护,更需由内而外的心灵魅力发现自我,心领神会,表现自我,使养性艺术更美好！这既是男女间相爱的结合,又是人类繁殖自身以维持整体生存的需要,也是每一个人情感、事业上的需要,创造共同人生的价值,只要用心去互相感应,逐渐升华并映衬幸福之花而成正果,因此男女而成眷属是社会进化的推动力。

人是世上万物之灵,若精通性爱艺术的话,则会仿效阴阳二气的运行规律,保养精气,延年益寿。若怠慢和忽视性生活的操作,则会损伤身体。

性问题既然如此复杂,这就需要采取科学的态度加以分辨,予以引导。所谓禁欲主义是不符合自然人性规律的。况且那些洞房中红男绿女的情偶们。又怎能够控制得住天生爱欲的情感呢？应该用科学的性健康理念来展现自我魅力。

关于“性健康”是生命活力的表现。就是性生理能力，心理调适及性互动能力等诸方面。养生艺术学家诠释：“房劳过度伤肾耗精，导致早衰早亡。”因而提出：“青壮者节欲，老年人绝育戒房劳，要惜精如命。”现代医学对这个问题研究较少，我在日本东洋医学研究所执教研究时，曾对性交后兔的脑垂体前叶进行细胞检查，发现垂体前叶功能衰退。其结论与鸿博养生艺术院观点相仿。然而，性是夫妻生活的重要组成部分，“难在去欲”，想当初，苏武出使西域而流放北海牧羊达 19 年，忍受艰难困苦，可称历史上值得赞颂的英杰，但他最终却克制不住性欲的需要，与匈奴女子成家育儿生女。何况，健康、和谐的性生活是人类生活的“鲜花美酒”，尤其对于人的心理有莫大的好处。所以武功体疗学家认为：人欲不可都绝，阴阳不交，则致雍塞之病；纵欲过度，即便是金刚自身，亦会崩溃。唯有得其节宣之和，可以不损。也就是说，性生活恰到行爱的话，不但对心理，而且对生理也有好处。

但是，如何理解“得其节宣之和”呢？根据前面所述性与肾及内分泌之间的关系，可以理解为：性生活必须与内分泌机能相适应。内分泌机能旺盛，性欲强，性得到满足，如果内分泌机能衰退、性欲减弱，勉强继续纵欲则会损人等。所以用绝育戒房劳的办法以适应内分泌机能下降。这当然是一种办法，但却不是受人欢迎的办法。有没有更好的方法呢？笔者对内分泌学临床研究认为：性激素有促进精子的生成和刺激性欲的作用。武家秘传术曰：通过调节内分泌，促使性激素的产生，从而有效地增强了性机能活力。从而帮助配偶达到性愉悦或性高潮的能力并教你一套在生活环境变化中遇到相关问题时，运用一定的知识手段和保持一定的健康心态，进行匠心独运的自主调控，可谓无与伦比的艺术升华。

更可促进男性实现性功能第二春的功效，为一些挣扎在痛苦中的男性解除困扰。

在这里强调一下受某些守旧观念影响，往往不谈以致远离房事。其实，勉强维持的性生活，则会加速衰老，难以青春常驻，但房事也不可纵欲无度。纵欲，使人精力衰竭，还会导致机体疲乏而造成内分泌紊乱，甚至伤身折寿。禁欲也有害健康，节欲无疑是最佳的选择。

第二节　释　性

论性，武功体疗学说：物有物性，人有人性。前者系指各种各样的物体而言，后者意喻千姿百态的生命体而说。由此可见，不同的物种与物类，其性各异，性虽多种多样，但这里通常归纳的表述主要是性别、性命、性感、性欲。

所谓的性别，是指性与不同的物种结合，是区别于物种最重要的表述。如生命体或非生命体，生命体有雌性（阴性·女性）、雄性（阳性·女性）之分。

所谓的性命是指性与生命体结合的表述。性与生命物质精子和卵子的结合，即孕育作生命体的条件。

所谓的性感就是对性的感觉，既是生物的禀性，亦是生物生育繁衍的催化剂。扩大的说（广义的是）主观上要有主观能动性，即活性。客观上要有性别才有性感。要有性感，必具性能，性中要有能量，才能产生性感。要有性能，必须性质，性中没有物质为基础，也就不具性能，没有能量，也就无所性感。因此，唯有生命的生物体，才具有性感。

所谓性欲，即因性感而产生求性的欲望。既是生物生育繁衍的客观所需，又是主观能动性结合性别、性质、性能及性感等，互相协调作用的表现或运动过程，因此唯有生物才有性欲。

当然还有性态之说，它意即对生命体的性别、性命、性感、性欲等，在一定时间和空间内的综合统一表述，概而言之，亦即是生物活性在特定时间和空间内的综合势态，故总称为性态。其中，含有性情和性格等举不胜举，让人无所不及，它神奇变幻莫测，让人扑朔迷离，有待武医科学家探索。

此时，联想起宋代大文学家苏轼题西林壁：横看成岭侧成峰，远近高低各不同。不识庐山真面目，只缘身在此山中。无论在过去或现在以及将来，人们将永远在此迷宫中游戏与寻觅而不断演绎与展现。

第三节　情欲中内分泌腺的性能

健康艺术家曰:“性激素对于人体机能的强弱,有着特殊作用”。究其原因,除养生艺术与科学膳食外,还有倡导以武功体疗方法,求得性欲造精,其奥妙所在,如何控制射精,使其不泄或少泄,犹如游戏运筹自如,尽在掌控之中。

因此,在了解性爱能力的作用和行使权利之时,还要深入得知体内分泌对性能发挥的潜在功能。这样有利于更上爱情一层的色彩品位。现在分别介绍一下爱欲与内分泌腺的性能的作用。

甲状腺。在颈部正中,气管的前面,相当于上衣的领口处。它的形状有点像个蝴蝶,重量只有半两多。甲状腺分泌的激素名叫甲状腺素,能够促进细胞新陈代谢,促进身体的生长和发育。如果小孩的甲状腺分泌过少,身体就会长不高,而且发育不良,性器官也不易成熟,智力迟钝,言语不清;成年人如果甲状腺素分泌减少,就会出现身体肥胖,皮肤干厚而粗糙,毛发脱落,智力退化,精神萎靡不振。反之,假如甲状腺分泌过多,则因新陈代谢异常亢进而出现心跳气短,肌肉无力,情绪紧张,易于激动,眼睛突出,食欲亢进,体重下降和失眠等症状。

甲状旁腺。紧靠在甲状腺的后面。是四个像绿豆那么大的东西,总重量只有 0.1 克左右,它虽然和甲状腺靠在一起,但作用却完全不同。甲状旁腺所分泌的激素是调节体内钙、磷代谢的重要因素。大家都知道,钙是构成骨骼的重要原料之一,不仅如此,钙还和神经传导、肌肉活动等很有关系。当甲状旁腺分泌太多时,骨头里的钙,会大量跑到血液中。骨钙太少了,会引起骨头痛和骨折;血钙太多了,会使神经和肌肉兴奋性降低,而发生肌肉无力,重的甚至昏迷死亡。但如分泌不足,血里的钙,又会大量减少,使神经和肌肉兴奋性生高,引起肌肉抽搐,重的也可致死。

胰岛。是分散地存在于胰脏里的一种内分泌腺。它的总量只有胰脏总体积的百分之一。胰岛主要由甲、乙两种细胞组成,其中以乙种细胞,最为重要，它分泌的激素叫胰岛素，是碳水化合物新陈代谢过程中必需的内分泌素。食物中的碳水化合物，经消化后变成葡萄糖，吸收入血后，无论是送到肝脏及肌肉储藏起来，或者是送给细胞加以使用，都得靠它来帮忙。假如胰岛素分泌太少，血里的糖，就不能被利用和储存，因而血糖就升高。血糖太高了，对身体不利，只好把它送到肾脏随尿排出去，为了排掉这么多糖，身体还得费很多水来溶解。另一方面，血糖虽多而细胞却不能利用它，只能消耗体内储存的脂肪和蛋白质。因此，病人产生吃的多、小便多、口渴、消瘦和疲倦等症状，这就是“糖尿病”。糖尿病如果不及时地治疗，还会产生不良的严重后果。

肾上腺。在肾脏的上方，左右各一个。它们的样子有点像饺子，但很小，两个加起来也只有 2～3 钱重。它们也有“皮”和“馅”。“饺子皮”叫皮质，“饺子馅”叫髓质。皮质和髓质是两种不同的东西，分泌的激素也不一样。

肾上腺髓质分泌的激素，能使全身的血管收缩（但肌肉的血管反扩张），血压上升，心跳加强和加快，神经兴奋性提高，血糖上升，新陈代谢旺盛。

肾上腺皮质分泌的激素很重要。假如去掉了这个内分泌腺，就会很快的出现许多问题：肌肉无力、血压急剧下降、呕吐、腹泻、体温降低，新陈代谢，受到严重障碍，体内的钠、氯和水大量从尿中丢失而钾却反大大增加，造成体内电解质和水分失去平衡的严重局面。这时，病人对各种毒素、感染和冷热等外来刺激的抵抗力极度降低，因而很难能再生存下去。

性腺。是女性的卵巢和男性的睾丸。两种性腺分泌的激素不同，但基本上都是用以促进性器官的发育和成熟，维持副性征（如男性有胡须，女性的乳房以及男女性的不同体形和声音等），刺激性欲和性功能，保证正常的生育能力。成年女性切除卵巢后，立即不能生育，同时生殖器官，也开始退化，乳腺萎缩，月经停止。男性切除睾丸后，也发生类似现象，丧失了生育力，副性征也开始退化。小孩如被切除了性腺、性器官和副性征，都不能发育成熟。

脑垂体。在脑的下方，约相当于整个头的中心处。它的样子像个豌豆，重量只有 0.6 克左右，但它却是我们身上最重要的内分泌腺。假如没有它，人的寿命就会大大缩短，生长缓慢或停止，而且体内的其他内分泌腺也会跟着发生萎缩。脑垂体除了本身是一个内分泌腺外，它还好比是全身所有内分泌腺的首领。它一方面分泌一些影响其他内分泌腺工作的激素，另一方面又能分泌一些影响其他内分泌腺工作的激素。

脑垂体能分泌“促性腺激素”、“促甲状腺激素”、“促肾上腺皮质激素”等，刺激各个相应的内分泌腺的功能。

脑垂体又能分泌一些别的激素。有的可以对抗胰岛素的作用，有的可以促进成年人的乳腺分泌，有的可以促使子宫和血管的平滑肌收缩，有的可以使肾小管加强水分的再吸收以减少尿量。

内分泌系统的工作，是在中枢神经系统的统一领导下进行的。中枢神经主要是抓脑垂体这个首领，通过调节它的分泌去影响其他内分泌腺的工作。不单是脑垂体的分泌，可以影响其他的内分泌腺，而且其他内分泌腺，也可以反过来影响脑垂体。再者，某一种内分泌腺分泌的激素，也可以对别的内分泌腺发生刺激或抑制作用。内分泌腺间及内分泌腺和神经系统间的这种错综复杂的相互关系，是保证各种激素在血中的正常浓度的重要方式。

最后，外界的各种刺激和精神情绪上的各种变化，也可以通过神经系统而对内分泌腺发生各式各样的影响。特别在情爱后，促进性功能健康而起到一定作用。

第四节　肾虚是早衰的起因

养性艺术提到，肾虚决不是性问题这么简单。造成肾虚的因素大多因为我们在生活中不当使用身体、超负荷工作，从而给身体积疲过多的“劳累”，使人体阴阳失去平衡，造成阳痿，不能正常性交(正常性生活包括性欲、勃起、性交、射精、性感等反应)。可见本病错综复杂，需辩证论治，适当加减，自可奏效。笔者在临床治疗中使很多因男子患阳痿而即将离散家庭重归于好，为和谐社会贡献微薄之力。

肾虚所造成的健康危害也决不是性事无力那么表浅，武功体疗科研证实：几乎所有的老年病、慢性病、早衰症状都与肾虚有关。所以肾虚人士，特别是中青年人，不是考虑补不补，而是考虑如何养性补肾的问题，应该把补肾作为一项长期的健康课题加以关注。

根据观察表明：人衰老的过程中，以 10 岁为一期，50 岁时肝气衰，70 岁脾气衰，80 岁肺气衰，90 岁肾气衰，以肝、心、肺、肾气为序，独以肾气虚列在最后，在临床治疗虚损病时，多从补肾着手。可见肾气在人体生命中由始至终，犹如纵轴，其间各段，始于肝，终于肾，各为一环。故肾脏衰，则五脏病，五脏有病，则累及人之根本，根本亏损，则仍然及于肾了。

每隔十年，人的衰老情况就大不一样。日复一日，人体都在发生细微的变化，然而一时是很难察觉到的，时间十年一回顾，变化就显而易见了。人在 30 岁时许多方面是处于最兴盛的阶段……，高度长足了，身体强健了，也许还是他最潇洒漂亮的时候。不过，他自己已察觉到额头初次显露的皱纹，听力也不如以往，头围也开始增大，衰老的进程刚刚开始。40 岁，他比 10 年前矮了 1.5 公分左右，每个毛囊细了 2 微米，但他不是身上每个部分都在缩小，腰围和胸围渐渐粗起来，浑身上下都开始感觉到岁月留下的影响，精力不如以前了。50 岁，眼力开始不行了，特别是看近处的物体，似乎感到吃力了。随着年龄消逝，身体机能逐步开始走向老化趋势。

● 肾虚四大怪现象

随着年龄的增长，到了中年这个人生的特殊阶段，因生理、心理、社会、工作压力、紧张、过度劳累等多方面的原因，出现了精力不支、腰酸背痛、失眠多梦、容易感冒这一系列非正常的现象。

怪现象一：“我的化验单都正常，为什么总感到浑身乏力、头晕眼涩、没食欲，晚上经常起夜、失眠，到深夜一点都睡不着。”一位 45 岁的企业家指着手中的化验单疑惑的问。

怪现象二：“我长期腰酸背痛，白天上班老觉得疲倦，尤以腰部胀痛特别明显，到医院检查，医生说，没啥毛病。”一位 36 岁的司机带着满脸的困惑咨询专家。

怪现象三：“啥病没有，就是怕冷，感冒不断。”一位企业的高级经理说，他年轻时每天加班身体都没问题，可刚过40这道坎，就发现自己怕冷，感冒是防不胜防，经常犯。

怪现象四：中年人患“老年病”。过去一向被视为困扰老年人的常见病症，如今已逐渐向中年人逼近。

中老年以及长期处于高度忙碌状态的人群，表现出全身性的早衰症状：白天表现精力不支、腰酸腿软、心累气短；晚上失眠、起夜、噩梦不断。这一系列症状属于武功体疗学科中说的肾虚。

肾虚症如果得不到改善，机体长期处于阴阳失衡状态，就会加速免疫细胞的衰老，导致机体代谢能力下降，“老化”则开始向疾病转化。从而影响了人的寿命。现代医学证实：几乎所有的老年病、慢性病、早衰症都与肾虚有关。

● 不能正常补肾结果会适得其反

男性肾虚分为“肾阴虚”“肾阳虚”和“肾气虚（阴阳两虚）”，我们整个人体应该处在一种平衡状态，过阴不行、过阳也不行。而且这种平衡是一种动态的平衡，所以阴虚、阳虚的各种症状很难把握。对于年龄大的中老年人来讲，任何药物的使用，我们都要更谨慎。如果乱用药或者用错了药结果可能更严重。从牛奶、乳制品中摄入1098毫克是适量的，对于防止发生骨质疏松起到良好效能。如果不是通过食物，而是使用补钙制剂药物，一旦服用过量，极容易引起肾结石，后患难说，值得良言提醒。

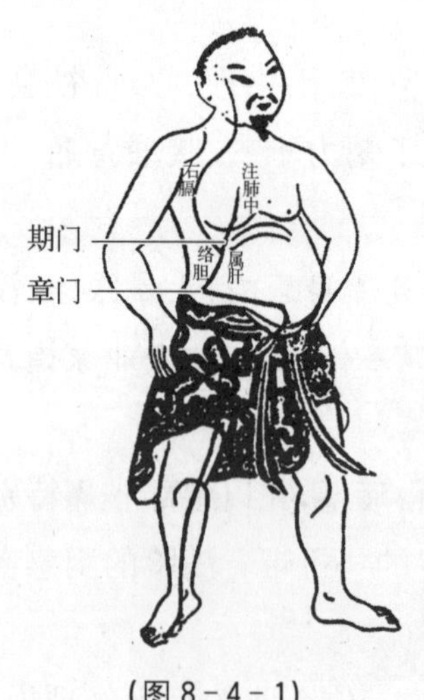

（图8－4－1）

● 治补结合调节免疫力

以心肾为轴心，通脉强肾为手段，调理中青年人的生理机能。

西医对肾虚症状的治疗目前没有有效的药物，只有一些控制症状的药物，治标不治本。而在这一点上，讲究整体调理的武功疗法有了独特的优势。原因是：常练武功体疗术，不仅能改善中年早衰的症状，还能达到益性延年的作用。

现教你一招强肾抗衰的处方：双手操作时，两手呈八字掌用拇指与食指点按肋腹间期门、章门穴（图8－4－1），结合气息，右开左合、左开右合，合时有劲，开时分劲，开合要互相交叉，频率以舒通利肾最佳。每日3遍，每遍12回。健康艺术要点提要：温肾提精，溪水逐流，神归气源。

第五节　夫妻同心安度黄金之期

人类有史以来，不断从自然界掘取生产资料以滋养自己的身躯，生产工具、生产能力越发展，从自然界掘取的生产资料就越丰富，社会就不断进步，人类的生存环境、医疗条件就越舒适，越优越，人们的自然寿命也会延长。

养生艺术研究人员社会调查发现，大凡男性到了四十五岁左右，自以为还很年轻，然而，身体各方面确实开始老化。这种错觉往往是产生各种问题的原因。当然，年轻人如果用脑过度或性欲减退，都会引起这种现象，尤其是由于工作压力重，竞争大，交际多的年轻人，易因家庭不睦而失去了爱情。养性艺术之道在于心情不乱，身体不劳，同时再加上精气神修养，达到神智清醒，莫使身心受到伤害。

首先要定期检查身体或短期住院检查。最好从年轻时做起。妻子应常亲切询问丈夫，“你是不是有点累了？”同样丈夫对妻子的关心不可少。若把身体比作国家，把胸腹比作殿堂，四肢比作国境，骨气当做官员，精神作为国君，血液比作大臣，精气可比作为人的能量基因等艺术形象。这样方能治身、理家、保国。所以夫妻双方平时要阴阳协调，卫养情感，消未起之患、治未病之疾、医之于无病之前，防患于未然，这样又能把握生机，节制欲望足以保全生命矣。

其次，精神上的充实。同心共意这种精神上的充实来自夫妻双方的体贴。比如，夫妻有共同的兴趣，常和妻子一起参加文体活动、全家一起旅游等。

黄金之年，从各种意义上讲，确实是人生辉煌的好时光。如何有意义的度过这一时期，这是我们当代人生活的研究一个新课题。人生道路是漫长的，在中年，对精神方面要做些什么新的思维努力呢？那就是：必须振奋精神。妻子在这一方面的作用是很大的。男性在外面吃饭，总容易偏食，对身体不利。从营养考虑，妻子在家做菜是最好的。

有些妻子忙于照料孩子，上了年纪后把丈夫抛在一边，这怎么能让丈夫振奋得起来呢？

因此，妻子不能只满足于像年轻时那样，给丈夫些关心就够了。这正好是处于从 30 岁过渡到 40 岁这个见异思迁的危险年龄。在精神上始终保持年轻时的热情，是十分重要的。

至于说到丈夫，确实是一心忙于事业，尤其是市场经济中，许多人热衷于自己的事业。我也这样。我想他们不应不要自己的家。工作再忙，深夜不归时，也应打电话回家，告诉妻子，“丈夫在加班”开创新天地。然而不要忘了夫妻关系要像年轻时一样密切才好。不妨在忙闲中，欣然与妻子携手在清爽庭院的康桥流水旁，信步话旧，尽享天人合一的和谐情趣。笔者认为，生活最快乐与惬意，也莫过于此。充满着健康艺术的涵义，那才活的精彩，潇洒自如也。这就是人世上最好的结果。概而言之，性生活质量与否将成为养生艺术学的核心与主流。而增加这种融洽性的关键，就在于不断开创使对方欣赏乃至钦佩的精神世界。

第六节　晨餐不能少

每天晨起不能省掉早餐，尤其是对青年以后的男性。早餐不吃的话，晚餐的热量相对一定会增加，如此一来吃过晚饭，血液所含的糖值自然升。

可是对性交而言，血糖值升高，是个大问题。血糖值一旦升高，性欲就会减退，勃起能力也因此降低。

晚饭后，一小时，血糖值升高绝对不适合做爱。比如说，晚饭后直接做爱的情形，最好能够节制，夜晚身体疲倦，肝脏的功能相对变弱，再加上夜晚运动量少，血糖值很容易升高。如问什么时候最适合，差不多是晚饭后的三小时左右。

此外，由于工作关系而延误吃饭时间的话，不妨采用戏前吃一半，完毕后，再吃剩下部分的分食主义。

晚餐的摄取热量，如果无法变成运动的能源消耗掉，最终将始终存在体内，成为脂肪引发发胖。而肥胖可是下半身能力最大的敌人。人一发胖，全身的交感神经紧张升高，往往陷入性交不协调的窘境。

现在人们健康理念提高了，向着绿色食疗科学环保治未病的方向发展，把各种疾病都预防并控制在未发之前。

讲究早餐艺术，具有一石三鸟的效果。

肥胖的良策是减少晚餐的卡路里，减少那一部分移到早餐。特别是有点胖的人，最好能真正做到这一点。

只要早餐好好吃，即便晚餐减量，也不影响体内一天所需要的营养，还能充分补充卡路里，所不能发生的能力不足与性欲减退的现象。早餐得到的卡路里，大部分在白天活动中消耗掉，也不会造成肥胖。

可是所谓早上吃饱，并不是吃些以碳水化合物为主要成分的食品就行了，重要的是享受均细地摄取蛋白质及养生营养素的美味佳品。而不妨品尝武功体疗学养生艺术烹制的私家菜。

血糖值的增加及肥胖，会引起性欲减退、勃起能力降低、早泄等男性不喜欢的事情，如果你想充分补充下半身能力和不发胖的话，一定要注意热量(卡路里)的分配。

只要坚持早餐吃得好，晚餐吃得少的生活规律，下半身的能力绝对刮目相看。

此外，为了早餐能好好地吃，必须配合早点起床参加健身运动，以调整身体正常运转。只要养成良好的运动习惯，就在更充裕的时间，做早餐前的各种体能锻炼。同时，不妨点激一下足底和腹部区域。

第七节　午休时间也能做“夜晚精力”培养

很多人所谓的午休，不是到咖啡屋聊聊天，就是看看书报杂志、逛街、购物。让身体休息，其中也有人认为，“午休时间稍微假寐一下，不但有助于下面工作的完成，还能增进夜晚的精力”。养性艺术之道，在于科学合理调节

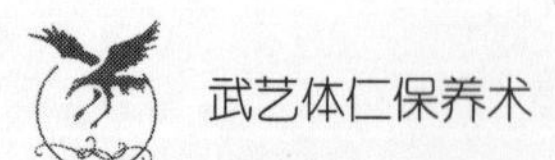

作息生活，每天做到心情不乱，不过于疲惫，午休不忘导引行气。从而达到身体强健，体能强劲。但是吃完东西后马上睡觉，不仅不会增加精神，反而只会减低精力的。

吃完饭后，血糖值自然升高，如果不加以分解，必然会造成肥胖。如此一来，只会使下半身的精力减弱。此外站在工作效率的观点来看，短暂的睡眠后，即使睁开眼睛，脑子也是沉甸甸的，反而无法集中精神。

做爱的情形也一样，弱的人，一上床便担心"能顺利的很好吗?"而更糟糕的是，脑中还想着工作和人际关系的烦恼，还要控制射精能力方面是否有效，但是对阳痿的男性而言，在这种状态下，根本做不到充实而满意的性生活。

因此，为了有效地控制情绪和转换，平常有必要多锻炼，从午休到午后的工作，从办公室到健身场所，或者下班回家和老婆共度爱巢之欢，应当全脚踏入完全不同的世界才是。首先一定要稳定情绪，除了眼前的对象外，其余的任何人、事、物，应把其全都抛到脑后。换言之，就是培养意念和气息的集中力。

其做法是闭上眼睛，纳气稳定情绪，慢慢地抬高肩膀吸气，吐气时放松全身，落下肩膀，重复这个动作五六次就行了。

养性艺术家认为：专心做事的人，玩的尽情的人，做的时候意念也只想到这件事。

要想强化下半身和提高工作效率，吃完中饭后，最好去散步，或做些轻松的运动，活动一下筋骨。利用肌肉运动来消耗糖份。可以降低精力的最大敌人——血糖值，避免肥胖。此外，尽量把血糖值降低来减轻胰负担，增加夜晚的精力，或者到单位附近散散步，也可以到球场打球，总而言之，就是活动身心来调理性感。此外，通过散步或运动，还能有效的消除工作疲劳。换句话说，肌肉的运动，还可以支配神经。工作时神经都集中，可以使脑中的神经组织疲劳分散。这样，运动具有安定精神的效果。

长期坐在椅子上，不但使腰部血液循环不佳，还会恶化内脏功能，减少下半身的力量，由人体的侧面来看背骨，发现腰的部分向前弯曲，呈倒 V 型，这是因为上下冲击集中，久之，长时间一直坐在椅子上的话，这种前俯弯曲的状态，就会加重腰部负担和体型美观。

在这里附带说一点，在早上洗脸时，常常发生扭伤腰部的情形，那是因为勉强的让背向后造成的，要想消除这种情形，可以把臀部往后突出的运动，让后屈的腰往前伸，就像举重选手，举起杠铃时的要领一样，腰往后一伸就行了。

特别是案前工作，由于长时间的坐在椅子上，姿势一定不会好的，肩膀和脖子，因用力而酸痛，造成腰的负担不轻。因此，有必要多围绕腰背、肩膀和脖子做转体运动，促使其血液循环，于此点激肾俞穴、手三里等穴位，有助于您性感的发挥。

第八节　不要把白天的劳累带到"寝房"

养性艺术临床发现，缺乏艺术品味的丈夫躺在被窝里搂着老婆，却很没劲地说："今天我身体好累哦"，相信不少男人有过这样对老婆说的苦经。

本来就是因为感觉疲倦，所以要借着做爱得到解除，结果而以太累为理由拒绝，实在不合道理。

当自己觉得神经紧张时，一面眺望窗外，一面进行头部按抚循环调节，然后这样会相对轻松起来。让情爱艺术成为夫妻生活中朝夕相伴的元素。

通常工作时，总要保持适度紧张，才能提高工作效率，然而这种紧张，对性反应是种压抑的行为。

如果这种紧张到了消除不了的地步时，就没法子了。只要注意消除工作和人际关系的疲倦，不使其成为习惯的话，就不至于产生职业病症之类的精力衰退。在自己感到疲倦症出现以前。进行头部按揉百会，应该可以缓解交感神经的紧张，轻松的达到情绪的转变功能。

有时经常用两手指在后颈耳垂下的风池穴进行点揉，这样对预防自律神经失调很有效。

此外，两手上托作呼吸运动，对缓和紧张很有效。

古话说的好"好记性不如烂笔头"最好把想到的事写在笔记本上，应该

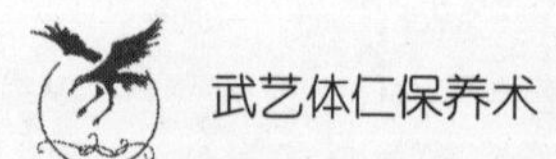

暂时忘掉它，夜晚千万不要让任何东西存在脑中，一想到打开备忘录，就没什么问题了，心情自然会跟着平稳下来，总而言之，让工作在头脑里暂时搞的迷迷糊糊似的，就得清爽干净。然后男女交合方能安静如山岳，让精液深藏于体内，轻轻的叩打阴茎，爱语情话绵连，夫唱妇和，气息调匀，交接轻柔，浅放慢动，出入要稀疏，这样女方感到满意。

只要能做到这样才能达到夫妇性运动和谐，作爱时就可以充分的享受并且百分之百地发挥出平日锻炼而来的能力。如果能够按照正确的性交方法，这样不仅会使双方均获快感，而且还会使男子身体强劲，连女子脸上也有起色了。正如天地间相辅相成的道理一样，天地万物就是由阴阳所构成的，且生生不息，万古长存也。

看来这样才是养性艺术的升华结晶。单位如有更衣室的人，下班换衣服时，告诉自已，现在是开始属于自己的时间了，同时换上自己的便服。

只要情绪转换得好，夜晚春心勃发，也很容易进入角色。

由于加班而迟归，没有改变情绪的时间，不妨睡前将一天的工作，详细地写在日记本上，然后，必定能够忘掉工作安心睡觉。

持续的紧张带来的阳痿，勃起不佳等毛病，好好的睡一觉，建议每天早晚点激太阳穴、关元穴等。这样持之以恒，为明天的勃起养精蓄锐吧！

第九节　合理调试运动　利于性身和谐

笔者临床实践得出“养性是一种方式，艺术是一种创意，健康是一种追求”，三者合一才是人生一首壮丽的乐章。

健康的身体无非是适应环境，因为人有智慧，所以他能决定运动适应程度。当然有的运动，不见得都是为了健康，不如说有的为胜利，创造新记录而做的，比如像拳击、马拉松等剧烈运动，多半只会使交感神经更紧张，对下半身的精力而言，倒是重负担。严格的说，控制性冲动的结果，即使体力和记录节节升高，但是，往往性能力反而下降。

比如说，人们常说拳击是性的刺激品，然而事实上，比赛前夕的运动员，因交感神经紧张，反而不宜做爱。

基于上述理由，“求胜”的运动或创记录的运动，对强化下半身而言，是反效果的，那么，一周一次高尔夫球，或是长跑如何呢？这些运动每天持续最佳，偶尔做一下，就像一暴十寒一样，没有任何效益，好像走马观花，无深度感应。

还有的人开始慢跑后，食欲大增，反而造成肥胖的结果，因此说，运动如不养成良好规律，就不具备任何意义。

想要运动，不妨散步，吃完晚饭后，到附近散步走走，大概五千步左右，有利于镇定和改善紧张的交感神经，还可使饭后升高的血糖，易于分解，散步后，再洗个澡最好。

上海扬子江武功体疗院科研部对性机能增强的学员整体总结表明，适当的运动，使心脏有更充分的氧气，使心脏变得更大、更有力和更有功效。同时上海鸿博养生艺术院测试显示，如果一个人环境优越，食物富裕，心境宜春，那么运动的兴趣，会给你带来如意的性满足。然而，人类的意识，脑神经无法同时集中在两件事情上，特别是在工作和做爱上，是无法同时进行，如要两者都很优秀，那只能是头脑的转换及合理调配。

经常利用晨间、日间健身锻炼方法，是可以防治交感神经紧张的症状，亦可以达到一直持续到夜晚的缓解方法。因此到了晚上，建议你积极的转变为投入爱情蜜巢之中，以达到完全脱离工作的境地。

最好是埋头自己喜欢的事物，让交感神经弛缓，顺利地转换头脑。比如玩赏古玩，品味饮料，散步、读书、听音乐等都行，尽量做自己喜欢的事情来放松自己。此外，还可以相互点激血海穴、会阴穴，从而助兴勃发性感的涌起。

不过有一点值得向你提醒，就是每天不能过量喝酒，因为酒精会压抑大脑的性冲动，使下半身的能力降低。

太过集中于一件事情也不好，比如下棋，长时间使用大脑的游戏，如果专注过久的话，将使好不容易放松的交感神经再度紧张起来，使消遣的意义荡然无存。同样，长时间玩游戏机或打电脑的结果也是一样。可是看一会紧张的惊险片、或恐怖电影，不管手心如何出汗，但终归都是旁人的事，所以交感神经不会太紧张。

不管怎么说，只要把它当作游戏活动，不妨抱着轻松的心情享受就是了。

第十节　鱼水爱抚的心理学

养性艺术精义说到，人的秘密在哪里？人的最大秘密就是生命。当然其中含有正常的性生活功能。

我们每个人都自觉地在温柔的情感和由来以久的本能融合中寻找个人性遇，能找到爱情与本人的结合点，并引起的对方共鸣。那么笔者认为，你就真正在性遇找到了幸运。

一直争吵对骂的两个人，突然拥抱在一起开始激烈的性行为，这场面只会在电影里面出现，现实生活中爱情不可能有那么快的转变。性爱必须在互相都放松的前提下开始的，这样才能得到亲密的结合。就像水与火一样，水火可以让人死，也可以让人生，关键在于如何巧妙运化。只有适当掌握节制和施泄分寸，才能补救身体亏损。

如果你告诉对方，今天晚上“要”的时候，为了使勃起力升高，男性必须放松头脑和心情轻松，女性当然也要如此。实际上正确的爱欲，就能做到蓄养精气，补益大脑，使精液蕴藏在内，以接吻中吸入甘美的津液，使五脏的真气融入六腑之中，尔后使人神态高昂，目光清澈，辨风识声，久之筋骨强壮，可得永年。

比如说，回家时一进门，就碰到怒颜相向，心里一直为“生气”所拴住。即使面临做爱之际，要点燃女性情绪也得花点时间了。唯用养性艺术方法，采取激昂情欲，要“遇旧人则新人，乃新婚燕尔待之而动其心，这样用尽心事的技巧来增添床第甜蜜而美妙的乐趣”。

重视彼此间心灵交会，对下半身很重要，回家时，别忘了亲吻太太的脸颊，或握握她的手，先来点肌肤之亲。维持这种夫妻间的和谐，是种“心理体操将享受到亲密度极高的性爱”。

此外，不只在家里，在公共场所，都不要忘了太太的恩爱，回家后，多体谅太太，将使性行为更容易如愿进行。不管怎么说，对强化下半身或性爱的行为而言，最重要的要素之一就是要放松自己。讲究科学养性和文化艺术结合点，方能做到鱼水情爱的心理乐趣，享受一生绝无仅有的性爱颠峰，获得一生最难以忘怀的一夜，此时需把握性子，所谓的节流长效，从而达到百年好合，永结连理。

第十一节　导引吐纳强精法

养性艺术科学指明，成年人不能没有正常的性生活，否则会使身心带来不全，然而一味放纵情欲，不知节制房事，则会损伤寿命。笔者临床实践证明：一般在 35 岁左右的人，情欲大多强盛，但到了 40 岁开外，发觉他们便顿感气衰力弱而不如以前频繁，从此身上各种疾病接踵而至。此时理应养性壮体，使身体元气不再亏损。讲究养性艺术的人，就有智慧把握它，能运用自如而延年驱病。如果正常青年熟知科学目养性的门道，在性交时能够还精补气，即使不吃人参等补益药，亦会福寿连绵。反之，好多年轻人不懂得相互交接的门道，就会招致疾患。他们有的服用所谓“伟哥”助兴的春药，这样大大超越了自身的承受能力，纵欲过甚，滥行房事，看来要不了多久，就会给你看颜色，导致精髓枯竭，走向未老先衰，甚至早死的深渊。武功养性艺术的专家认为这就像“冬天的玻璃杯盛满滚烫开水”般，难免转眼即逝，自食后果。夫妻房事时，应避免过于冲动，讲人文、玩艺术，谨慎行交而适可而止。经常点激一下命门穴、承山穴，可以帮助扶元强精之作用。如一年四季不间断能自控每一次性遇，月积年累，就可使气力大大增加，智慧也得到更新，这好比油灯里的火，快要熄火时又添了一次油，如不能控制随意泄精，那么其果不言自明。因此，有着养性艺术修养的人，一定会达到相互关心，眷属照顾，互补身心健康，消除疾病。从而登上百年好合的自然新天地。这才是夫妻甜蜜和谐的组合，精存意义所在。

吐故纳新的养性艺术导引法，对人体健康有极大的妙处，可以长青常春，善于运行气息之术，在健康之时积聚精华。运行功法时，使气感达到身体末端，聚集精气布满全身（四肢百骸），宛如泉水奔溢，这样就不会有寒暑相侵了。吐纳要细长绵延，把新鲜的气息存留在体内，陈旧之气使人衰老，新鲜之气使人长寿。善于吐纳气息的人，在夜间释放陈旧之气，清晨则采集新鲜之气，使身体的九窍通畅无碍，使六腑充实完满。运气有一定的禁忌，春天应避免浑浊的阳光，夏天应避免炎热的风吹，秋天应避免银霜白雾，冬天应避免过冷寒地，总之力避四季不正之气。

白天养性艺术导引吐纳的要点是：微微呼吸，深藏美妙之气，这样内脏就不会阻塞，身体无疾患相侵，生生不息。

傍晚养性艺术导引吐纳的要点是：缓吐深纳气息，使两耳听不到呼吸之声，然后保持这种状态去安睡，精神宁静、魂魄安居体内，所以能长存犹在。

夜半养性艺术导引吐纳的要点是：醒后不要改变自己的睡姿，轻微呼吸，六腑洞开，吐纳以缓长为准。如果久而久之，则少用口鼻吐纳，应以皮肤呼吸，运气的诀要是吐故气纳新气，以欢愉之气充盈全身，此为聚精之法，力求累积精气而溢泄，但是精气溢泄后必须加以补充，补泻之功，应以睡时进行，并用意念运行气息来消化五谷、五味，从而达到耳聪目明，皮肤光洁，血脉充实，这样能久立不疲，气血保持源远流长。

实行养性艺术导引吐纳术，可以练精、壮骨，应用意念导引法，对于体弱之人，渐渐使身体强壮，与家人房事得到和谐幸福安定。

如果持之以恒，专心致志练习导引吐纳法，病魔就不会光顾你的身上。不妨尝试一下，以利养精蓄力也。

第十二节　优生之精囊妙法

生男育女是人之常情，但要生个好后代，着实要下一番功夫。武功体疗学科针对生育问题作了精辟概要：“想要生个好儿女，最好选择好良辰，环境幽静，天朗气清的场所，力避雷鸣电闪等惊恐声”。否则慌乱会刺激情绪，这样将对胎儿造成不利后果。养性艺术曰：男女交合时心情舒畅，精神充沛，从容应对。最好在女子月经完后的12～22天之间行事较为理想。在此期间，注重把气息调和于五脏六腑之中，使之深感体内精盛气强，神志平和，魂魄兴旺，逐渐形成与日月同生，和天地共存的氛围，这样身体方可强壮，就能生出健康聪明鲜活的孩子，将为贵相长寿的时代精英，这叫种好豆得好苗。如果相反，交合时，夫妻缺乏情感的乐趣，心情焦虑，身体疲惫，患病未愈，月经未干，可想而知，这样劣质的性交就会产生男损女病的现象，将给后代带来残缺多病、命短的体质，成了先天不足，后天遭殃的结局。

故此，和睦夫妻要想好的苗种，男女双方平时讲究养性艺术保精养神，不过于思虑发怒，这样可养心肝之气，尽量节制性欲，使内脏养气守神而周流不竭，这样出生的孩子定会令人满意的。当然，在这里忠告有些人，唯乐是图，生活无规律，一近女色，纵欲泄精，一交即射，以致伤肾损脏，造成脊椎腰眼疼痛过早老化，请问即使生下来的孩子，质地与否保证吗？值得深省。为避免不必要消耗，可点激内关穴、外关穴、气海穴，以利养精蓄力也。

第十三节　夫妻同甘也共“病”

夫妻共同生活在同一屋檐下，吃在一起，喝在一起，住在一起。共同的生活方式和亲密无间的接触，也使相爱相守的人，容易得相同的疾病，如性病、消化道疾病、结核病、癌症等。虽然医学上还没有夫妻“共患病”的确切说法，但由于长期的共同生活，相同的生活方式、相同的饮食结构，导致一些疾病在夫妻双方中也会出现，须引起必要关注。

● 胃病——同锅吃饭也传染

通常认为，人们把胃病的病因统统归咎于进食刺激性食物、胃酸分泌过盛、局部血管病变等等。但这是讲对一半，而武功体疗科学研究发觉：幽门螺旋杆菌可致溃疡病和胃炎。一半的健康人体内都携带有幽门螺旋杆菌，主要通过筷子、接吻等途径传播造成的。实验证明，胃病患者牙齿中存在着大量的幽门螺旋杆菌,可以通过唾液或飞沫感染他人,尤其是共同进餐的一家人。所以家庭成员中有多人同患“胃病”就不奇怪了,夫妻因经常密切接触就更容易互相传染了。

防御对策:平常人家一双筷子使用一两年是常事,这样筷子上就会残留许多细菌,特别是多数家庭洗筷子是整把一起洗的,忽视对筷子进行必要的消毒处理。因此,家庭采用“分筷制”,并定期对筷子进行消毒处理,是预防胃病的根本措施。

● 癌症——与生活方式有关

癌症的发生与生活方式密切相关。夫妻双方长期生活在一起,不良的饮食习惯、不良的生活方式、不良的室内环境,会使他们有机会接触相同的致癌因素。丈夫吸烟,妻子也会被动的成为受害者,吸烟及被动吸烟易致肺癌;夫妻一方感染上肝炎病毒,另一方也会通过密切的接触而传染,这样共患肝癌的机会就会增多;丈夫或妻子得了癌症,其配偶也可能因此产生消极的心理,导致机体内环境失衡,影响免疫功能而致病等等。有很多夫妻平时喜食高脂类食物及腌制制品,而且口味很重,蔬菜水果吃的较少,科学研究表明,高脂、高盐、低纤维素类食物是肠癌、乳腺癌等癌症发生的重要诱因。

防御对策:家庭中保持良好的生活方式和生活习惯,是预防“夫妻癌”和“家族癌”的关键。

● 忠告——科学关爱

疾病的“夫妻共患”现象提醒我们,在生活中采用科学的生活方式,养成良好的生活习惯非常重要。夫妻双方一旦发现一方有不良生活习惯,对方应立即劝阻;当一方发现性病、胃病、癌症等疾病时,另一方务必及时到正规的专科医院去做检查,增强自我保护意识。

● 养性艺术运动——抵邪防御强健操

丹鹤展翅上凌霄

传说典故:

民间传说中丹鹤是忠贞、吉祥、长寿的象征。还具备不屈不饶的坚定、奋力追云,气上凌霄的英姿。久习之,有助于气沛精足,肾运性和之功效。

动作分解:

预备式：立正，两手贴于腿侧，自然放松，目视正前方(图 8-14-1)

(1) 纳气，右脚向右侧横跨一步，与肩宽，两手由身体侧弧形向前平举再屈肘回收至胸前，臂与肩平，掌心向下，头部缓慢上仰至最大限度，双手尽力伸至最大限度，发劲目视上方(图 8-14-2)。

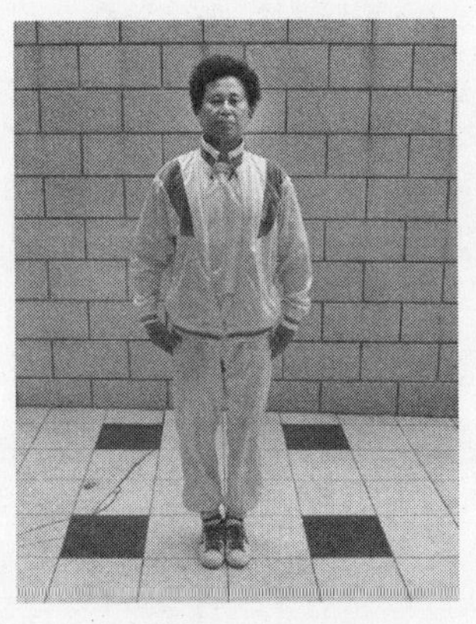

(图 8-14-1)

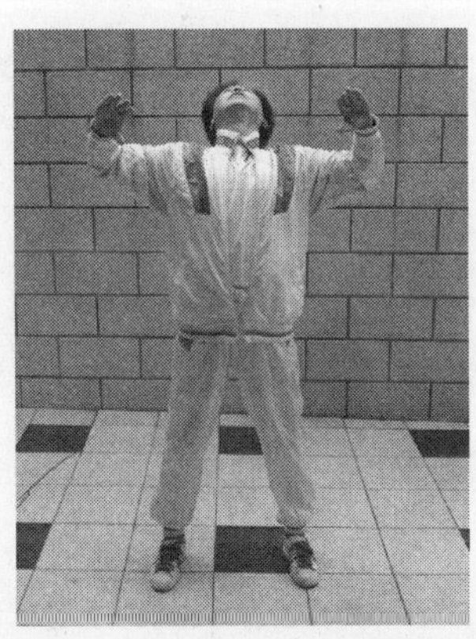

(图 8-14-2)

(2) 纳气，两手缓慢前平举，头部回至中位(图 8-14-3)。纳气、翻掌、掌心向上，两手臂同时左右分开呈水平，俯首，下颌近胸肋发劲，目视下方(图 8-14-4)。

(3) 纳气，两手上举，两臂内旋，掌心向上，头部回至正中位；吐气，头部向上仰至最大限度，发力，目视上方(图 8-14-5)。

(4) 纳气，两手向内侧弧形下垂，同时内收右足成预备式。

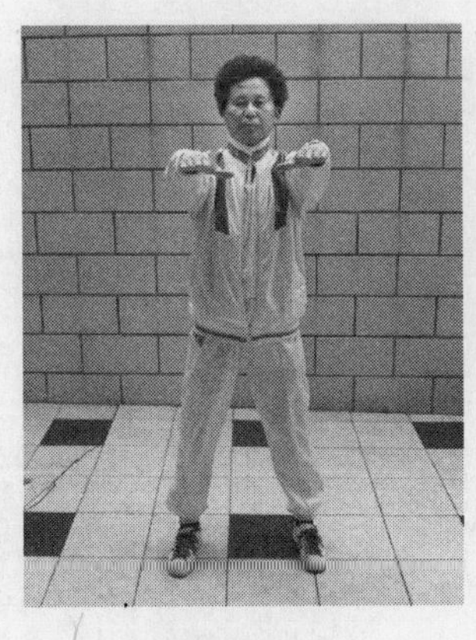

(图 8-14-3)

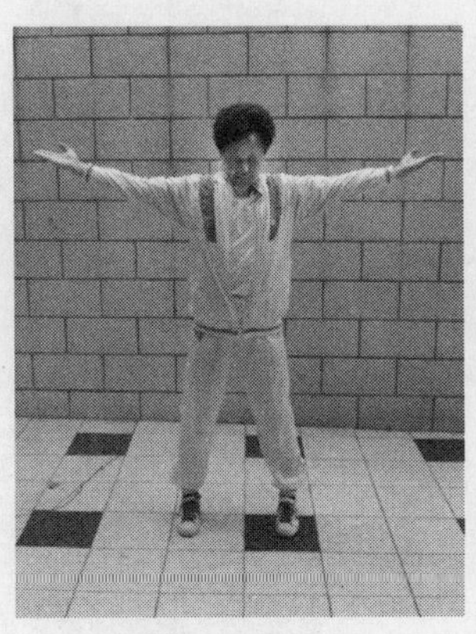

(图 8-14-4)

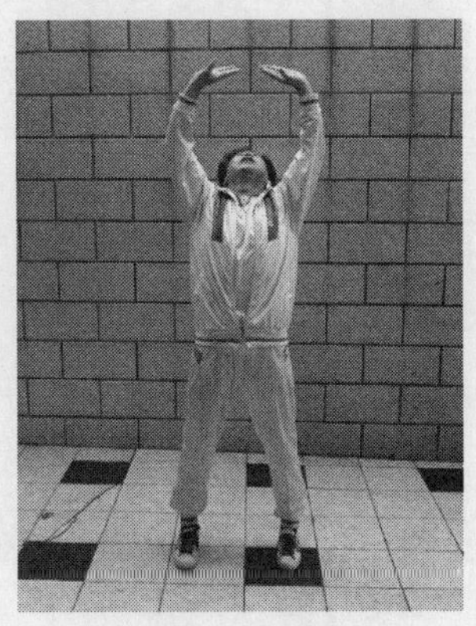

(图 8-14-5)

(5) 反方向重复一遍。

养性艺术功效提示：以气取意，以意调气，意气同源，相互促进，调动机体各系统的潜力，平衡人体免疫功能，御外邪，正内气，收到某些药物所不能及的效果。

第九章　问 题 解 答

1. 什么叫武艺点激术?

答：大凡医师治病都是药物疗法，只要懂得诊断，知道药性就能对症开方，而武艺点激疗法是通过武术、导引修炼的深厚功底，融医学和精湛独特的点激手法以及内气外发于一体，调节自身并作用于患者，达到解除疼痛的目的。它是一种不用药物和医疗器械，全凭施术者双手，根据不同病情，运用各种手法进行治疗的一种方法。它是中华民族智慧的结晶，在中华武艺史上是一个既古老又新颖的疗法，属奚潘良首创，荣评一点中的“手术刀”佳誉。

2. 武艺点激疗法的特点是什么?

答：点激疗法是融武功、点穴手法于一体，而在治疗发功时的一种手法，是国内外首创，深受武医界推崇。

通过长时期的琢磨练习，一者可以增强功力，二者可以陶冶情操，培养自己良好的素养和品德。

然而武艺点激疗法的核心是手法的渗透力。它是按照武功抓筋、按脉、点穴、擒拿等手法的要求。例如：头顶百会、身立中正。气沉丹田，以动为主，动中求静、姿势动作与呼吸意识相一致，真正做到力从腰发、运之于掌、通之于指。这样自然形成了刚柔相济，柔中寓针、三分劲、七分气，特技巧妙的规范。只有这样才能达到以指代针，渗透力强，时间短，花费少，疗效显著作用，这是当今各种治疗方法所无可比拟的。

3. 为什么说点经激络是我们的随身御医？

在这个环境污染，充斥着抗生素、添加剂的时代，天然疗法受到人们越来越多的重视，其中包括经络养生、经络治病法受到了无数人的追捧，特别对经络的护生作用也是倍加推崇。

虽然现在的医学技术非常发达，但我们也不能把医生 24 小时都带在身边，身体不舒服了医生也不能马上就为你手到病除，况且在这个时代还有许多人看不起病，去趟医院，一套检查下来，几百块钱就没了，再开点药又进去几百块，接连花去上千元是不足为怪的。更别说大病降临的时候全家感觉天都要塌下来了的情景了。所以我们有必要掌握一些运用经络、穴位来自我保健和预防疾病的方法，这样也就等于有两个随身携带的“保健医生”，既方便又省时省钱。

除了一些经络不通引起的疾病，刺激经络和穴位还能治“未病”，也就是养生保健。在你身体将要发病或发病没有引起你注意时，往往可以从穴位和经脉上反映出来一些初期症状。这时刺激经络，身体各种自我调整系统就能激发，激活后就能自我恢复平衡。

4. 怎样提高点激术的功力？

答：点激疗法十分讲究功力，这是中华武功体疗法学科中的秘传要技，用现代语来说就是功夫，强调蓄力养气。注意内练精、气、神，外练手、眼、身，这样形成内气外力化为一体。武术家常说：拳为武艺之源，功为百艺之基，百日功夫一日用，就可以对付各种病症，产生超常的奇功异效，而立足于医疗的前列，这说明了功力的重要性。

5. 什么叫内功和外功？

答：武功体疗法种类繁多，总的可以归纳为内功和外功两大类。一般以练静为主的均称为内功，也可称为静功。如奚氏吐纳等；凡是以动为主的功法称为外功。如武功壮健操、强身拳等。目前社会上的武功家，一般都是有内功或外功的基础，然后再练内外合一功，形成武功推拿或行气练拳，而点激疗法则是综合武功精华的内气外发于手指，静中含动，动中含静，绵中藏针。

6. 如何练好点激术？

答：首先要谦虚好学，尊师爱友。因为点激术博大精深，尚需名师指点才易领会掌握。至于在练功中，则可向师请教，向同学、同道交流、看书刊、参考信息，这是一个练习者必须具备的，另外还须通过观摩、表演、竞赛等学习途径，吸取别人的长处，改进自己的短处，然后逐步具备了深厚的武术、气功底子和娴熟的点激术手法，按照人体运动生理的原理，遵循武功的训练规则，探索点激术的技巧，经过长年累月循序练身和反复实践，方能达到运用自如的地步。

7. 如何应用点激术？

答：点激术手法与一般点穴术大相径庭，最忌僵劲硬力，它十分重视武功中的擒拿格斗手法和武功推拿术巧劲相融合，强调呼吸必须畅通，用力要顺达。以上肢来说，必须稍节起、中节随、根节追，三节均动则贯通，同时通过腰力的媒介，达到送肩、顺肘、外发于手的要领。这样才能分明为武功体疗中点激术之真传所在。

8. 为什么说点穴容易点激难？

答：简单的说，学点穴手法较容易入门，但是学习点激术就不这么简单了。就以手法来说“不动如书生，动之如风生”。以步法来说，先看一步走，再看一伸手，这样才有步到、手到方为到的章法。否则导致步法不稳则手乱，步不快则手慢的局面。因此，明朝将领戚继光对武功的要求为：“三年一小成，十年一大成。”顾名思义，要达到武功大成的地步，决非一朝一夕能成功的，必须要有决心、苦心、恒心加之雄心，到那时出招一招一式皆不同凡响。若是只点穴而缺少武功内劲，那就失去了点激术之真谛了。

9. 如何应用武功中的得气感？

答：点激术，对于某些疾病可以治“本”，而对另一些疾病则仅仅是治“标”，即是同一疾病，由于病期不同，它的应用价值也不同。

点激术得气感的应用是事关疗效好坏的关键，因此必须根据病情，明确治疗的目的，决不可滥用。

取穴正确是治病的根本。如点穴位应有以指代针相似的酸胀点刺感为宜，有时要有持续反射性的酸麻感，病人只感到疼痛而无酸胀就谈不上气感，另外，也要掌握对于患者各穴位的深浅和敏感性不同。发功与手法操作时要和谐，特别还须加强内气外发的功力，从而提高“得气”的强度。

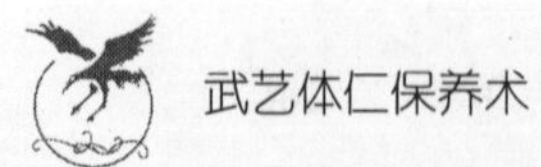

10. 如何掌握意守？

答：意守丹田是传统的健身法，也是武功体疗中的基础功之一，是点激术能否取得较好成效的关键。古人认为意守丹田是滋养全身的意守方法，故有“火能使百体皆温，水能使脏腑皆润，关系到全身性命，此中一线不绝，则生气一线不亡”的说法。

正如古人所说：“神是性兮，气是鬼，神不外驰气自定”。因此我们可以理解，在吐纳纯自然的基础上，精神要贯注，而不让它向外跑，意守丹田部位，就能把气导引入丹田之中。孟子讲，养生功第一步是“求放心，不动心”，也就是要掌握意守的作用。因此在初练时难以入静，需根据理论所叙慢慢领会、循序渐进、舒适自然，初练最好选安静幽雅的环境，使精、气、神内敛，每次练习不可过分追求感觉，以免引起疲乏。

11. 点激疗法为什么能够治病？

答：从总体来说有四方面的理由。

第一，能够调整中枢神经的功能，起到从根本上治疗疾病的作用。如高血压、神经衰弱等，发病的主要原因是中枢神经系统功能失常引起的。进行点激术时，病人的肌肉发生一定形式的活动，中枢神经也有相应的兴奋和抑制，通过神经反射使中枢神经系统的功能得到增强。

第二，能够增强身体的抵抗力，防止发生并发症。长期卧床的病人，往往会感到精神不振，食欲不佳，睡眠不好，全身软弱无力，同时也会影响其内脏功能，随之其他疾病也会乘虚而入，产生新的并发症，如果及时进行点激疗法使全身血液循环良好，新陈代谢旺盛，那么就不易发生这些并发症了。

第三，能够转移大脑皮层的注意力，减轻因疾病引起的痛苦，使病人精神愉悦，增强战胜疾病的信心。

第四，能够促使肌肉、关节获得正常的营养，防止萎缩退化，如神经麻痹和骨折的病人，肢体长期不能运动，就会造成肌肉萎缩、关节僵直，有的甚至畸形。点激术有许多点穴术所不能比及的特殊优点，能起到其他疗法所不能起到的作用，是一种综合治疗疾病的有效方法。

12. 什么是顺呼吸？逆呼吸？

答：顺呼吸、逆呼吸都属于腹式呼吸。然而它们的区别在于顺腹式呼吸时腹部随吸气而渐渐隆起，随呼气而收。逆腹式呼吸则与此相反，呼吸时腹肌自然放松而腹部隆起，吸气时腹肌收紧。

这两种呼吸方法主要是指练功者的锻炼方式而言。

13. 怎样理解“虚领顶劲”？

答：虚领顶劲，百会上顶是对头部要求的术语，在百会穴下，自脑后大椎通至长强，其劲处在任、督二脉。顶劲者，是中气上冲于头顶者也。这里的顶劲有劲贯头顶之意，值得注意的是这个顶劲是虚领的，也就是以意引劲，使头部保持端正，而不是用力上顶，否则将造成头僵脖紧的局面。

14. 为什么要意守丹田？

答：丹田是生气之源，人生真气从此而生，它是汇聚储存和运转真气的主要部位，又是真气升降出人的基地。因此意守丹田，有加强元气，加强脏腑，通经活络，调和气血，消除疲劳，延年益寿等作用。所以练功家都很重视意守丹田，同时把它说成有“练好丹田混元气，走遍天下无能敌”的奇效。

总之在意守时要以意引气，使气由浅入深，逐渐达到丹田，全身感到轻松舒适，近似万物皆虚之境界。

15. 在练气时如何掌握运气？

答：内练一口气，外练筋骨皮，气足则力猛，气短则力虚。有深厚武功底子的运动员，练功后能够做到面不红，气不喘，就是得气法之利。如果缺乏武功运气之法的人，就会气浮胸际，呼吸急促，甚至会出现面青唇白，头晕恶心，动作失控的现象。

关于运气一般有“沉、聚、托、提”四气法之说。

沉气——指呼吸时突然将气下降沉到小腹。

聚气——指呼吸时吸足氧气聚于一处。

托气——指呼吸短促的屏息。

提气——指突然将气短促地提于胸腔部位。

以上四种运气方法都要结合动作和个人的特点，正确地灵活应用，然后踏踏实实练功讲究形态，固气较充盈之后，加之自身体内内气与外力相配合，定能熟练地控制和掌握。

最后还须注意的是练功完毕后不要立即坐下休息不动，而应该缓慢的活动一会，同时做几次深呼吸，快吸慢呼，这样可以尽快地补偿体内所需的氧气，使心脏尽快恢复原状，减少气喘不停的现象，直至身体各部分逐渐还原到正常的状态。

16. 如何进行手、眼、身、法、步的基本训练？

答：由手型、手法、步型、步法、身法、眼法等组合而成的。一个学员如果把手型、手法掌握得不好，令人感到精神不饱满，气力不充足。身法不好，令人感到韵律不够，动作僵硬。这样就体现不出点激术应有的风格。手法的要求应该是干净利落，柔中寓刚，真正做到“动迅静定”的形态。眼法上要求聚精会神、全神贯注、光彩锐利、炯炯有神的转动灵速，真正做到眼随手动、目随势演的有机联系。身法上要求圆活自如，以腰带手、力从腰发，体现了腰的主宰力，柔软灵活，坚韧寓劲的作用。步法上要有稳固泰然，步随身转，先看一步走，再看一伸手的上下协调。

17. 如何保护自己的体能？

答：对于这个问题是至关重要的，应注意储积与释放的平衡，否则会损害了自己，还达不到治疗疾病的预期效果。

因此必须强调：

① 在治疗发功时，一般对每一病人 20 分钟左右，一天不超过十人。

② 每天必须加强练习。

③ 身体疲劳时或不适时不要发功。应注意饮食卫生和足够的睡眠。

④ 在治疗发功时，应适可而止，循序渐进，掌握规律，熟能生巧地运用治疗规律。

18. 为什么说气与血有着密切的关系？

答：因为气与血是一阴一阳，两者相依为用，都是人体生命活动的基本物质。例如：“气为血之帅。”气能“生血”、“行血”、“摄血”。形成血与气一起沿着经脉周流全身。再如“血为气之母”。血供给气营养，使气能发挥正常功能，使血能周流不息。正合乎武功体疗家说的：“气到血到”、“气旺则血充”、“气虚则血少”、“气滞血瘀”，是非常有现实意义的。因此气血是相互化生、相互协调才能达到真气运行，疏通经络，调节机体平衡。

19. 为什么内气外发能治病?

答：一个全面的武功体疗师能够向外发放生物电。有时根据病情，可以对病人隔距离发功治病，这就是所谓的内气外发。这时在患者身上测到的电磁信息有两个方面，既有发射者的，也有接收者的。

这种电磁信息的变化是低频的，每秒钟有几次起伏上下，时间可维持20秒左右，还可以有一次大的起伏，其感觉与按、抚、揉相似。内气外发是通过低频信息刺激病人而诱发疏通经络、活血化瘀等，从而达到治疗的目的。

20. 点激疗法为什么要强调身法训练?

答：身法是武功疗法的主宰，是点激疗法的重要基础训练。武医家常说："点激不活腰，终究艺不高"。因为身型贯穿于所有点激疗法动作中，形成具有特色的姿态、精神、气质。同时须做到身立中正、气沉丹田、塌腰落胯、尾间正中、主宰于命门，真正做到腰如蛇形、力从腰发、活而有余、合拍，蓄劲如开弓、发劲如放箭、得心应手的形象。但是一定要防止凹腰、弯腰、缩腰、挺腹以及臂部外凸。

21. 为什么点激疗法特别强调基本功?

答：历来武术家都十分重视扎实的根基，只有打下良好的基本功，才能使治疗水平飞速上升。第一能够逐步培养对点激疗法广播内容知识的理解能力，使之规范化、科学化。第二能够有效地提高动作的质量，为全面掌握点激疗法提供必要的条件。第三能够延长运动寿命。然而武功推拿术的基本功训练手段是丰富多彩的，开始练功就要抓住最基本的，打基础的方法。练功先学手型的拳、掌、勾，接着可以进入学习冲拳、推掌、挑、勾等主要手法，然后再学习下肢的弓步、马步、仆步等主要步型。之后再学习上下肢动作的协调配合，随后进入组合动作和套路。此外，亦可加强对发展身体素质和基本技术的全面训练，这样为点激疗法的全面发展和提高奠定了基础，为今后进一步掌握点激疗法提供必要的条件。

22. 怎样指导病人练功?

答：对病人教功，看来简单、容易，但是在实际操作上，能够熟练的进行，却是一件非常复杂和难以做到的事情。根据个人临床之见，首先要细致认真地做好病人的思想工作，努力端正病人对练功治疗作用的认识。古之认为的“心诚则灵”，从中开启病人在思想上建立战胜疾病的必胜信念。然后结合不同的病症，指教不同的方法。此外，还须强调吐纳要自然柔和，平稳均匀，而渐渐进入悠缓、深长、轻细之中，使吐纳状态与大脑皮层活动状态形成极其密切的关联。

23. 气贯丹田与气沉丹田是否一致？

答：这两个是不同的概念，不能混淆在一起。

气贯丹田，是着重用意，迅速的将气贯于丹田，要求适用于有气功基础的人，是指武功体疗师在练功时有意识地把气往丹田部位灌入，借助于吐纳的气向丹田部位加强刺激的一种强化手段。

气沉丹田是比较自然地、缓慢的，这主要对于自我康复以及刚入门进行训练的人而言，要求吐纳自然深长，吐气时尽量的徐徐放松，特别在纳气时横膈膜下降给腹内脏器官有一种温柔挤压和按摩的作用。这样一松一提痛吐纳密切配合起来，会有更大的好处。

24. 点激疗法中讲的“明劲”、“暗劲”是什么？

答：明劲是刚猛有力，初学功法时多用明劲，有功者进一步练暗劲。但是两者都是有一个基本的共同点，它就是点激疗法中刚柔相济的调节，也就是运用力学的原理，发挥武功点激中高超的劲与巧的作用。既有坚实的刚劲，又富于弹性和韧性的柔劲。这样发劲时，体现了刚而不僵，硬而不滞，猛而不疲的招式，方能变于巧劲，利于发劲。这是在练功中必须做到的。

25. 生物钟与练习武功体疗有何关系？

答：人体气血昼夜运行于经脉，它也和江河一样，四季周流不停，在人体内好象也有一个时钟，称其生物钟，因此生物钟与武功体疗有着密切关系。人体的内气，随着地球的自转一周而在十二经脉正经连成的大循环通道上运行一周，这一周的运行时刻是：子时（23 时～1 时）走胆，丑时（1 时～3 时）走肝，寅时（3 时～5 时）走肺，卯时（5 时～7 时）走大肠，辰时（7 时～9 时）走胃，已时（9 时～11 时）走脾，午时（11 时～13 时）走心，未时（13 时～15 时）走小肠，申时（15 时～17 时）走膀胱，酉时（17 时～19 时）走肾，戌时（19 时～21 时）走心包，亥时（21 时～23 时）走三焦经。因此生物钟与武功体疗的关系可从两方面去看。

(1) 与武功的关系

练功必须参照生物钟的规律，如子时练气功就容易练成外气即正气。

在自身防范格斗中，遵循生物钟的规律，就能快速的克敌制胜。如午时血气走心经而会聚心窝，此时以此击敌必使其受重伤而取胜。

(2) 与武功体疗的关系

在治疗疾病时，按照生物钟规律，才能得到满意的疗效。如在时辰7～9时，点穴治疗胃病患者，可得奇效。

在内气外发时，遵循生物钟的规律，就可达到自身气血周流不息，运气自如而不损身体。

26. 怎样运用经络图找准人身穴位?

答：在学习点激疗法时，首先要了解清楚人体骨骼的组成和肌肉的部位，熟悉经络的分布，然后还得学习运用取穴法。现代常用取穴法有三种，其一是骨度法；二是指寸法；三是人体自然标志法。另外最好购买依据人体模型，便于经常对照运用，再而在临床中细琢钻研，久而久之，定能正确掌握无误了。

27. 周天是什么?

答：周天是古代天文学上的术语，是观测者眼睛看到的天体上的大圆周。练功中它指正气在人体内沿一定路线循行一周而言。因其通路的大小不同，又有大周天和小周天之分。

所谓小周天就是沿任督二脉，经络路线在体内作周流运行，达到练精化气的地步，这样可以有防病祛病的作用。

大周天是对有一定功底的人，体内真气进而充盈，通达奇经八脉，不断循环往复，为炼神还需的周转起主导作用。

28. 什么叫寸劲?

答：寸劲，指的是武术中短促用力的动作方法，实质上也是一种爆发力。即当动作临近结束，相对距离很短时，由内气与外力突然发功于人体部位上。“寸”是形容其短、刚、爆的力量。运用“寸劲”的特点是，首先要用力顺达。武术家常讲“力宜顺达功宜纯”。要使寸劲有力，就要求肌肉在不该用力时相对放松,该用力时则相关肌肉群紧张,这样既省力又顺达,而且力量能集中地、充分地发挥出来,“寸劲”就运用自如了。这样动作可做到有紧有松、有快有慢,有刚有柔,在这三者的配合中产生了鲜明的节奏,这样可以提高身体的柔韧性与协调性,增加发力时的速度和力量。

29. 点激疗法中的“起势”和“收势”为什么都采用右腿?

答:首先在点激疗法中训练的任何功法都必须是右腿起势和收势。前者说明套路练习开始,后者则表示套路练习结束。使人们建立整套完整的概念,也便于套路时间计算和统计。

另外,根据武功推拿与众不同的特点,它都是从右腿开始起势和并步收势,这与武术、气功诸项功法有明显的区别。同时对人体生理上也起着保持平衡协调的作用。当然在练功中的开头与结尾都要与无数项目一样工整、完善,要有先形夺人、意气收敛、全神贯注之特点,给人留下武功体疗堪称一绝的感觉。

30. 怎样安排练功时间?

答:一般都采用固定时间练功为好,形成自然规律。特别对点激疗法中形成的反射在时间上提供了条件,习惯成自然,有助于疗效的获得,总的原则是因时制宜,最理想在晨曦两时都行,可以根据本人工作和体力的情况,一般每次练习时间为15~30分钟,然后逐渐增加到60分钟,甚至更多的时间。只要长期坚持不懈地见缝插针,一定会取得有效的成绩。

31. 为什么参加点激疗法时要树立坚定信心?

答:俗话说的好:“心诚则灵”,任何一种疗法,只要是科学论证的,但有一定波动,这是有序渐进的表现。当患者对它信心百倍,坚信无疑时,其效果往往非常明显。相反,当患者对它将信将疑或不屑一顾时,原来预计是很好效果的也会失灵。

32. 练功前如何把精神振作起来?

答:笔者认为一般要求是首先在练功前作充分地准备,就可以一念代万念。同时合理安排好休息与学习。比如在练功前精力充沛地做一些准备活动,以提高体温和加强神经系统与肌肉组织的兴奋性,克服内脏器官的机能惰性,使身体内外各部位的机能水平都尽快地提高而活跃起来,达到练功的最佳生理和心理状态。然后逐渐进入点激疗法锻炼的节奏之中。

33. 练习点激疗法时应注意什么?

答:练习时首先要经过一个由生到熟,由熟到巧,又巧到妙,而逐步理解提高的过程。其大致可分为三个阶段。第一阶段应在姿势上打好扎实的基础,弄懂手、眼、身、法、步、精、气、神、力合功的要求,做到姿势正确,步法稳健,动作舒展;第二阶段应该在动作上加强连贯协调,这样可以做到变转轻灵,刚随柔随;第三阶段应该在动作上注意劲力的运用,把意念、呼吸和动作自然地结合,做到周身完整,稳健沉着,使大脑皮层达到高度的集中,根据教学体会,在练功前往往杂念纷纭,思想不易集中,很难入静。因此练功前尽可能排除骚扰因素,以保证练功顺达进行,这样一定会达到预期的效果。

34. 点激疗法治疗疾病的依据是什么?

答:点激疗法根据阴阳五行,脏腑经络,营卫气血等学说为依据,运用各种手法进行点穴、走经络、使气血通畅,提高机体的自然抗病能力,达到治疗疾病的目的。

35. 什么叫运动医疗处方?

答:运动医疗处方是武功体疗师针对患者疾病的性质而设计的一种自我锻炼内容、亦称自我康复工程。

这种医疗处方让病人直接参与体疗,同时树立战胜疾病的信心,培养毅力,巩固疗效,对恢复和完善自我能力都有明显的效果。

能增强机体的代偿功能,加强内脏器官的功能,促进病理恢复,增强体质,提高抵御疾病的能力,修复和促进运动器官的功能。

中华武功体疗学科说到“人与天地同和,与日月共谐”观念,因此我们敢于担当起大自然赋予的使命,努力创造真正的幸福是拥有健康的艺术人生。唯有健康才能如意奔走。反之,就算亿万富翁也无法真正享受幸福的生活。作为人文健康者,倡导的是:预防为主,治疗为辅。这就是预防比治疗更重要。要多学一些养生艺术新文化,结合自我的实际情况,立争做到生活有规律,每天需坚持体育活动,同时还要乐观向上的信念,那么乐观豁达的养生艺术心态是比补药都要好的健康维他命。

36. 什么是清晨四大“危险预兆”?

答:世上最宝贵的财富是人,时间是生命中最宝贵的东西,而生命必须用时间计算,即时间是真金,时间是财富,时间是生命,寸金难买寸光阴,珍惜时间如爱命。

在这里更要特别强调“一天之计在于晨”的警示言,如果清晨起来,你不是神清气爽,如果你感到头昏、心慌、饥饿或或面部有些浮肿,那么,提醒您要注意啦……

清晨头晕:正常情况下,早晨起来时应该感觉到头脑清醒。如果晨起后感到头昏沉沉的或有头晕现象,你可能有颈椎骨质增生,压迫颈椎动脉,影响大脑血液供应。另外,人在血粘度增高时血流减慢,血氧含量下降以致大脑供血供氧受到不良影响,而血粘度的高峰值一般在早晨出现。所以早晨头晕、头昏者有可能患有颈椎病或患有高黏血症。

清晨失眠:有些中老年人在早晨 4～5 点即醒来,醒后疲乏无力,难以再入睡,而且醒后郁闷不乐。这种症状临床上称作早醒失眠症。早醒失眠主要见于各类抑郁症和精神心理障碍病人,尤以抑郁症患者见多。有一些人出现心理障碍最早症状就是早醒失眠,并伴有烦躁不安情绪,严重的会导致轻度精神障碍,老年性痴呆也与其有一定关联。所以老年人早醒失眠不容忽视,更不应视为正常现象。

清晨浮肿:一般健康人造早醒后也可能出现轻度浮肿,但起床后浮肿现象在 20 分钟内完全消失。如果在清醒后,头面部仍有明显浮肿,特别是眼睑浮肿,应到医院检查一下肾脏及心脏情况。

清晨心慌、有饥饿感:有些人在凌晨 4～5 点从睡眠中醒后感到饥饿难忍,心慌不适,还伴有疲乏无力。这些症状在吃早饭后逐渐消失,这提示你可能患有糖尿病。

37. 点激体疗师应具有什么样的修养?

答:作为一名名副其实的点激体疗师,首先要不断努力刻苦钻研武术、体育、健身、中西医的知识,力争为病人创造最快、最多、最好、最省的点激疗法有利条件。此外,还要博采广学的集百家之长,开拓点激术、点穴术等学科,而且为了掌握病人的心理状况,还需攻读解剖学、生理学、心理学等课程，总而言之，知识面越广越好，这样在临床上就可以大胆的发挥，得心应手了。其效果就显然与一般医疗的程式大不相同。不仅如此，更需要不断地培养独立研究的能力。譬如在自疗练功或给别人治疗时，特别遇到一些疑难病时，可能会发现什么感觉和症状，应做好书面记录，要舍得花时间，细心琢磨专研才可能有所发展，有所突破。然而即使你已经成为点激师时，如果你在指导学员练功或治疗时，就得主动热情的对待病员，使病员能够增强树立武功体疗对自疗疾病的信心，从而透彻理解武功体疗法的科学性和实效性。因此，在教治上要力求简明高效，求简避繁，千万不要搞过分的玄虚神秘以及繁琐复杂化，这样既能教功治病，又能讲理治心，然后久而久之就会根治一些意想不到的疑难杂症。古云："善治生者，先治其心"，说明了教功治标，讲理治本，治病务求其本的道理，同时在疗效上，不要讲得神乎其神，要言实于事，有根有据，即使介绍典型病例实效时，也要留有余地，如果万一达不到疗效，也可作情有可原的具体说明，那么不至于失去治疗上的信誉。特别对疗效不显著的病人，先要查练功的时间和学习的方法，之后查病情，了解生活作息制度是否合理，以及饮食和思想情绪，最后再检查学习的功法是否达到规范的要求，这样步步深入，再难的症状也会迎刃而解了。在此千声归一音，中华点激疗法既是开辟人体生理机能的学科，又是探索生命奥秘的科学，因此我们不能满足于现状，而要进一步对人体生物场，点激疗法信息和机理以及生理效应，内气外发的应用等领域作广泛而深入的研究，这样，深信一定能把具有中华武医特色的点激疗法疗效，提高到一个新的水平。并把点激疗法学科推向世界，造福于人类。为此，笔者于 2011 年 12 月荣获世界重大学术思想特等奖。

第十章　实践经验与格言精髓

第一节　心得践行录

作为武艺保养师，一定要深造内经，透彻本草，掌握生克平衡，明确八纲辨证，分别五脏六腑，通达十二经络，方能为专家之称。

学问本身的含义是学与问的有机结合，学以聚之，问以辩之，通过学习、思考，发现问题不耻下问，多讨教他人或借助哲学层面作文章，这样才有价值、才是一种力量和财富。

不偏执一门，避免匠气和俗气，知识广泛而杂而不乱，更要深刻，即要钻进去，又要跳出来，以社会为课堂，以天下为师，久之成为学问家。

勤勉、探索、谦虚、有耐心、不攀比、无怨悔，无商品意识和市侩邪气，明事理、懂礼仪、学而不厌、诲人不倦是武功体疗师执教的独特基本品行。

最初人类治病都是采用大自然各种方法生效的，而武功点激疗法是从文明医学中走来的，它是运用内气外发于患者，使其恢复健康的，创新是社会发展的规律，学无止境是颠扑不破的真理，更是百姓健康的不竭动力。

根据我从事武医学数十载的历经磨练的经验，“除了治疗，我更珍视爱心，我一生都沐浴在慈善中，那才是伟大无比的”，给以启示。

所谓熟，其中首要是生中找熟，做到胸中有数，绝不乱套，也就是说，你对每种病情的由来及变化都有所了解熟悉，再运用武功点激章法的布局等也都做到底气十足。那么，在疑难的病魔亦会一招制邪。

所谓巧，是在熟的基础上派生出来的运作技法与巧妙的融会贯通。唯有方法对头，透劲正确，特别在治疗方案和临床布局等灵活的恰到好处。这样，你对病人如自己亲人一样了如指掌了，为患者康健的质量成功起到了决定性的作用。

因此，在点激疗法中，怎样才能达到“熟”和“巧”的目的呢？需做到诸如此类的攻学细琢方成独树一帜也。

1. 熟悉手法。手是运动的工具，在治疗过程中必备要旨，熟悉它就能发挥超脱自如，点激中就能多姿多彩，用好它就会得心应手，手到病除。

2. 熟悉病情。病情是手法治疗中的对象，对病理首先要熟透，熟知其发病的起源和病情发展的趋势，否则会直接影响到根治的质量，还要随病而变，适者就有理想效果。

3. 当然还要学习交流和研究总结成果。所谓的学习交流，就是博学多闻，才能使自己聪明，达到触类旁通来提升在点激疗法的悟性，在践行运作上内外兼修和灵活多变，还要互相取长补短来启发灵感。这样，在治疗过程中，就有行云流水、一气呵成之功能。所谓的研究总结，即要坚持“天天练”，滴水穿石，其实质就是把“持之以恒”作为座右铭，只要勤练多思，就能达到熟与巧的目的，武云：“滴水石穿，功到自然成矣”。

4. 平生苦学咱自知，赢得人才众辈出，打铁先要自身硬，多年实践证明，作为一个专家、学者，一定要有热爱事业，勤奋苦学，自强不息，不用扬鞭自奋蹄的精神，要有不断开拓创新，把事业搞活弄出名堂来的组织能力。同时做任何事业，单靠热情和良好愿望是不行的，还必须有科学的工作方法，这好比东西两个辙，缺一不可，还要多元化吸取各方学识，以挖掘潜力论英雄，以进步势头论英雄，树立“松高枝叶茂，鹤老羽毛新”的高风亮节。为之，笔者获得“环球时代杰出人物特殊贡献奖”荣誉。笔者开拓的人文健康是一门精深奥妙的学术，力争造就一派精彩纷呈、高雅温馨而人生神往的乐章。

第二节 武艺学养寓言

作者在海内外长期从事科研教学实践，逐步积累形成通俗易懂、耐人寻味的诗词。启迪养生艺术智慧，丰富生活品味的追求，叩开艺术学养之门。由作家出版社发行《中华传世诗词艺术家大辞典》，并任该书的编委工作，已被世界各国图书馆收藏。

健康艺术里面有文化，悉心武功体疗与健康艺术。提升健康价值，学养出潜质，艺术创寓意。

时雍健康是一项艺术并非买卖，感人肺腑的人类善举能医治心身的创伤，是一种使命非行业。

巧夺神韵，武功体疗先以养生为基调，后以艺术为点缀，显示庄重华贵，雍容典雅。

武功出体能，体疗增康健，养生添充沛，艺术出华章。

武艺学养曰：健康好比银行，智慧的人过百年，而健康增值，素养的人，储蓄健康而平安，保九十，不知就里的人，漠视健康而带病，贬值到七十，这才是真正道出“拥有抵抗力，健康才过硬”的含义。

人活在世上要掌握科技知识并不难，难的是一辈子求知创新勇攀高峰，自强不息，那么，生命活力永久，才有意义。

武医养生，健康教育，生命艺术，生活因康健而更美好，让养生壮健在艺术享受中提升新境界。

越早保养春常驻，越晚保养见衰老，引领人文健康新理念，走向生命价值的无比高贵，达到“仁术”体康添人寿。

时雍健康艺术的使命，就是把人间的真、善、美推上时代的最高境界，让人们在尽情享受情感的娱乐中，得到启迪、感悟，而使人类社会变成高雅、风趣、和谐幸福美满的大家庭，从而过上圆满极致的好时光。

生命的最高价值，就是追求心身健康的养生修养，由此把握生命的未来，才能超越远大的理想，是维系人类社会的精神纽带，亦是当代社会文明发展的重要标尺，堪为独树称魁的美誉。

健康艺术的关键是在未病之时，讲究日常生活的应对艺术技巧，强调持之以恒的终身调养，以德修身，久而久之，邪气病魔就会远离你了。生命在萌动，活力在绽放，生机勃勃，永不衰落。

健康艺术宗旨：人生有所追求，才有价值，有所创造，才有精彩。学养无极限，艺术无止境。

学养可以激活健康·长寿，艺术可以点亮生命·价值。生命的质量从养生艺术开始，从而展示自我的青春魅力，旨在运用一个系统的干预过程中，用身体体验艺术调适的诸种形式来驱除动力的治疗关系，从而使被帮助者达到健康焕然的目的。

保养促进健康，艺术点激生命，花样保养艺术是生命永恒的体现。

健康保养是一门艺术，而艺术则需要生命的支持，两者珠联璧合，不可缺一。唯有生命是安身立命之根本，只有融入艺术文化品位，才是象征着身价儒雅的提升。

艺术是生命宴席上的滋补品，科学养生是身心健康最好的保障。

保养是管理生命的艺术，艺术是颐养天年的妙方。

保养必先养性，养性就要养德，养德讲究艺术，修性树艺天伦乐。

阴阳调和则是生命起源，艺术学养开启健康之门。健康艺术和武功体疗渗透运用，是维系人文健康的精神纽带，亦是当代社会文明发展的重要标尺。

健心康体，博才多艺，造福于民是自我价值的体现。

康健是金，健康是福，平衡是根本，适度是核心，坚持是基础，细节是关键。

健康艺术是学问、是乐趣，有探索，有发现，引领时代潮流。

把自己禅为“寂寞”苦行僧，有朝一日，你将成为天空闪电惊雷，一鸣成就梦想。

人以品为重，品以行为先，以虚养心，以德养身，以情容人，以理服人，方为人上人。

生命有时，健康无价，莫道桑榆晚，夕霞无限好，人生百岁布满地。

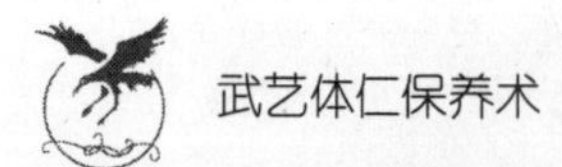

健康艺术是一门科学，不是大杂烩，只有超灵感与富有创新，才能开启洞天福地神怡殿堂的大门。

时雍健康促进艺术美，艺术诠释科技新，艺术保养同发展，人类幸福无穷尽。

科学的空间是无限的，只有敢于在前人成果的基础上，勇于向上攀登的人，高瞻远瞩，把命运之神掌握在自己手中，生活之道宽广而乐意。

健康是生命的保证，保健投资时最重要的投资。健康是无价之宝，赚得健康，便赚得无数财富，亏了健康，就丢了生命，丢了一切。

为人豪爽、心胸坦率，行千里之足，望极天之目，豁达智慧，方显出雄才大略，难而老练，事因失误而垂功，鸟依天空而翱翔，鱼靠江河而畅游，人凭潮流而辉煌。

生命唯一，健康的生命第一，有价值的生命更是唯一。

健康是人类生存发展的基础，艺术为人类创造精神食粮，两者相互依存，共同迈向天伦之乐的殿堂。

长寿是人人追求的，要想健康长寿，就得宽心豁达，生命在于运动，要坚持之以恒的不断运动，健康是生命的保障，而健康艺术是生命的延续曲，它能使生命之树长寿不衰。人，不论多么平凡，只要对事业的执着，定能实现自身价值。

生命在于运动，运动赢得健康，健康才能长寿，长寿何乐而不为。

弘扬炎黄医术当仁不让，救援百姓疾苦见义勇为。

静极能知天下事，思动云游满江山。

发扬世界科学观，拒绝落伍平庸，追求高尚理念，珍视生命时限，是人类最佳选择。

为国人健康迈向美好每一天，不懈奋斗进取充满活力，攀登发挥典范效应。

时雍健康艺术为新生代的成功人士祛疾除病和阻击亚健康而践行不惜，为您量身度制的构设一副气质健美、心灵放飞、智勇并茂、体格威仪之时尚风度。使得老人们常修过百似果老，女性们常做美貌青春似天仙，男士们常练精力充沛如神将，孩子们常习活泼四射像哪吒。呈现出及具民族特色又恢弘博大的新气象。

艺养时生命的基石，艺术是精神的支柱，尚需进取而创新，是维系人类社会的精神纽带。

健康艺术是把人的身体好比当做一座房屋，以口鼻眼比似门口窗户，用四肢手足为栋梁棱角，把毛发皮肤当做墙壁瓦片……如房屋年久不加以精心整体维修就会损坏。人的身体当然如此，心是这座房屋的特殊主人，若主人常常精心管理，使之井井有条，则房龄延长，人身也就健壮长春青春。

艺术是心灵的感应器，一种好的保养是艺术健康、善美向上的心灵流露，显示思想内涵和精神境界的含金量，能在艺养艺术天地中把真善美的心扉展示在世人面前。

时雍健康艺术的目标是以内涵扩展延伸为走向健康大道，旨在未病先防、少生病、减少医院费用和提高生活质量为准则，是健康长寿的实践者、探索者、奉献者、开启者。正如武功体疗秘传曰："问寿哪得长如春，唯有源头常保生"也。

鸿运豪迈，博极精深；唯我独尊，不负使命；文韬武略，齐家·平天下。

正是武功体疗著中华，养生艺术炳千秋。以示永志，激励后人。

第三节　自强奋发哲理

自古中华民族有着前赴后继开拓创新的精神，谱写了一曲曲自强奋发的乐章。作者历经沧桑开创的事业得到跨越式的拓展，本节哲理不仅为人类的文明进步，繁荣和兴旺创造出巨大的物质财富，而且也为后人留下广博知识财富，享受到成功的甘苦。已被中国文史出版社载入《中外哲理名言》中英文对照双语版经典，在国际高等学府的教科书广泛应用。

历史是人创造的，唯有献身于社会，才能找出那短暂而精彩的生命，才能品位人生岁月。

人生的最高价值在于对世界有益、有位、有传。

求学者则珍惜光阴，不学者则虚度年华，开拓者则抓牢分秒，无志者则

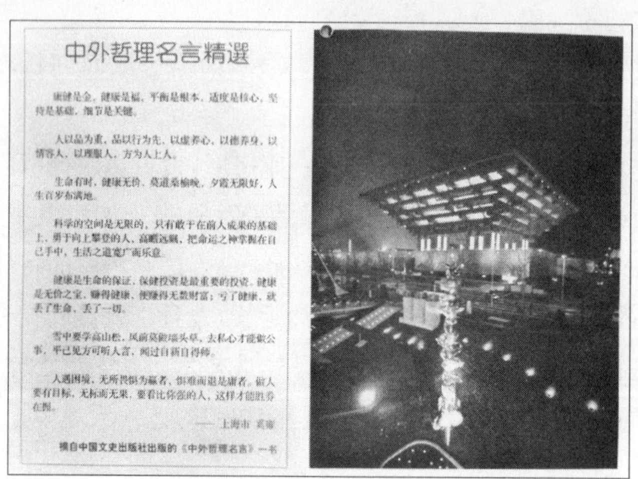

中外哲理名言精選

康健是金，健康是福，平衡是根本，适度是核心，坚持是基础，细节是关键。

人以品为重，品以行为先，以康养心，以德养身，以情容人，以理服人，方为人上人。

生命有时，健康无价，莫道桑榆晚，夕霞无限好，人生百岁福满地。

科学的空间是无限的，只有敢于在前人成果的基础上，勇于向上攀登的人，高瞻远瞩，把命运之神掌握在自己手中，生活之道宽广而乐意。

健康是生命的保证，保健投资是最重要的投资。健康是无价之宝，赚得健康，便赚得无数财富；亏了健康，就丢了生命，丢了一切。

雪中要学高山松，风雨莫做墙头草，去私心才能做公事，平己见方可听人言，阅过自新自得师。

人遇困境，无所畏惧为赢者，惧难而退是庸者。做人要有目标，无标而无果，要看比你强的人，这样才能胜券在握。

——上海市 美宙

摘自中国文史出版社出版的《中外哲理名言》一书

（作者在世博会上特制的《中外哲理名言精选》挂历）

消遣时光。

站在科学的巅峰上展望，呈现一派壮阔灿烂景象。

千秋大业创为先，志士踏尽万重山，自古英豪多艰辛，骄奢淫逸少伟男。

当今社会，科学技术是第一生产力，智能改变命运，技能创造财富，不学无术会抛弃、埋没。

追求勤奋的甘霖，想象的翅膀，勇为的琼浆，一生无憾。

理想是前进的动力，又是成长之母，在逆境中叮嘱我坚强的恩师。

唯有创造自我独特风格的事业，生命活得更精彩。

每个人都有潜质才华，只要你对准挖掘不止，那么才干表现于斯。

人生，力求拓荒发明，死而犹生，不枉为人一世。

智慧源于实践，创新源于探索，卓越源于品行，功成源于图强。

人生是幸福的，有时会有困境，因为有了艰难，才懂得幸福来之不易。有时幸福到了极点，往往是痛苦的起点。

人生需要精神与物质，物质靠人创造，精神靠理想支撑。

人生的意义在于推陈出新，人生价值在于完美延续，人生最大的美德在于宽恕和谐，这就是人生旅途中求知享福之路。

奋斗是生命、是动力、是源泉、是知识、是财富，不是权势、不是金钱，唯有开拓进取，才能创造新世界。

人生是舟，航行靠舵；健康凭艺术，方为上品人。

辛勤耕耘者，勤奋思考，勇于实践，锐意进取，自强不息，攀登新的科学高端。

人生是一座大厦，理想是柱子，辉煌的成功是宏伟理想的宠儿，否则落得荒凉世界。

人要有精神、气节、骨气，否则难立于社会，就没有灵魂，需要战胜苦难的毅力，必胜无疑。

人遇困境，无所畏惧为赢者，惧难而退是庸者。做人要有目标，无标而无果，要看比你强的人，这样才能胜券在握。

美好的愿望能给以希望，锦绣的前程使人迈进。

新生代不要急功近利，应该多为自己前程和国家利益为上，把握好每一天，奋勇先行者，才能在事业上有所创造、成就。

女性是阴柔，但不一定是水做的；男性最阳刚，然而并非泥塑。

没有激浪，哪成海洋，没有艰难，不成人生，海洋因激浪而变得坚强。

“感化”胜于“征服”。孔明七擒孟获，智服其众，其理源出于此。

事从静里悟，味向淡中求。

奋斗是成功的阶梯，事业是奋斗的精髓。

开拓新时代，谱写新纪录，如雄鹰似骏马向前飞奔！让世界为中华崛起喝彩，让千秋万代为今朝永放赞歌绝唱。

挫折是一块试金石，测试人性坚强与脆弱，弱者不经一挫，强者越挫越勇，经历坎坷更显人生百味，志存高远，前途无量，如雄鹰似骏马向前飞奔。

第四节　处世育人观

为人处世育人观，是笔者数十年一贯遵照古人的训言而倡导武功体疗师和养生艺术师怎样在处理事务上的一些基本哲理。

一个单位或一个团体，均是社会的细胞。它不仅需要各行业的互助关心，而且还要靠本行规范来引导和约束自成体系，这样方能率先走向历史的潮流而永往不胜。

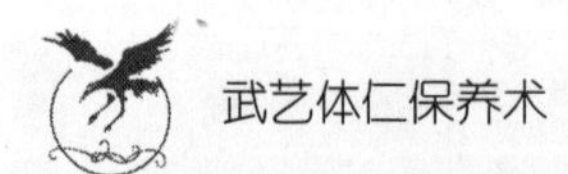

因此，武功体疗家和养生艺术家十分强调练功、学文、习医，精艺，四管齐下，培智健魄，博学导恒，然而形成了修身养性和睦相处的基本格调，这就为整个国家和各民族的精诚团结，起到了楷模的典范，引领时尚健康生活的新潮流。

本着弘扬中华崇文尚武寓医之精神，笔者根据古人、今人处治的警句，名言，谚语，俗语和格言哲理，留给学者，将会起到开卷有益的作用。

上海扬子江武功体疗院和上海鸿博养生艺术院“治院论言”

（一）自修必读

闻鸡起舞，清除院墅，保持内外整洁，是吾之务。

学友是扬子江的水份，病家乃武功体疗的根本。先天下之忧而忧，后天下之乐而乐。创业兴院尤须爱国，赤胆忠心为民造福。为弘扬武医国粹，康百姓疾苦，鞠躬尽瘁，死而后已。

奋发是进步的源泉，图强乃立身之本能，博百家之长，扬武医精华，独创一派特色，悉心天下斯民。杏林岐黄称妙手，武医科艺济群伦。

虚心使人进步，骄傲使人落后，重学尊师长，著书育人才。院务虽繁重把关不可疏。武功与体疗，养生与艺术，朝夕勤修，不可稍懈，出类拔萃，唯我独尊，甘做苦行僧。

（二）卫国爱民

风声雨声读书声，声声入耳，家事国事天下事，事事关心。

宜未雨而绸缪，毋临渴而掘井，力量来自集体，励志要靠毅力。观海得深，瞻天见大，大风大浪知水势，深浅细致见功夫，升阶有级，入室知门，修身养心，应似玉碎不改白，当效焚竹不毁节，老当益壮，宁知白首之心，穷目益坚，不坠青云之志。

富贵不能淫，贫贱不能移，威武不能屈。

勿贪不义之财，勿饮意外之食，君子得意有道，得意不可再往。

雪中要学高山松，风前莫做墙头草，去私心才能做公事，平己见方可听人言，闻过自新自得师。

（三）为人处世

自奉必须俭约，宴客切勿流连。常将有日思无日，莫待无时想有时。

谈吐朴实有章，彬彬有礼，是安神处事之美德待人接物之高风。文明礼貌应从自身开始，处事不可任己意，要悉人心之情，处事不可任己见，要悉事之理。无事如有事提防，能免意外之变，有时若无事镇定，可消局中之危。

话讲出口，以责人之心责己，如恕己之心恕人，人不可言而无信，己不能欲施于人。

财富如肥料，散播才有用。

良言一句三冬暖，恶语伤人六月寒，重资财薄学友，不成人之。

（四）社会公德

笑迎天下客，尚需以诚相待。三教九流，互通有无。世事如棋，让一招不为亏我，心田似海，纳百川方见客人，施惠勿忘，受恩当报。可贵者尊师重道，敬长友爱可羡者。救死扶伤，除贪祛妄，戒谣忌狠，平易近人。童叟无欺，勿以恶小而为之，勿以善小而不为。

温柔终有益，强暴似招祸，坦率真君子，刀尖是小人，勿寻人小过而从究，勿乘人危难而相攻。

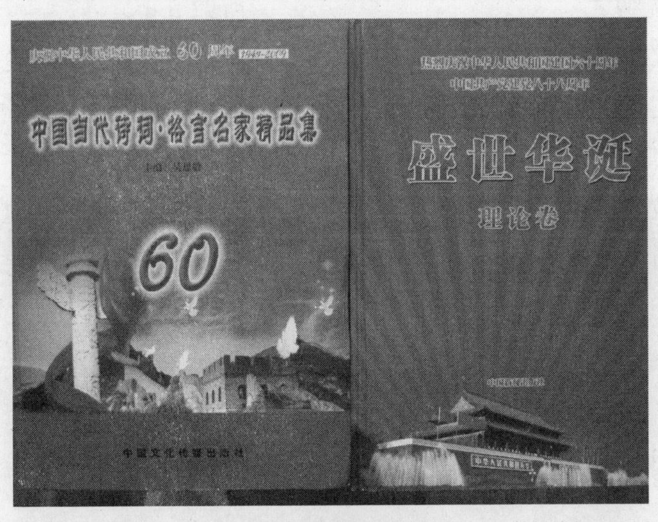

（作者入编国家级巨著）

雪里送炭可敬，火上加油可鄙。结有益之盟，以武医为友，居家享太平，家吉征祥瑞，但愿人长久，治院、爱国、处事、功德之格言，言简意深成规供四方八家鉴用。

第五节　点激疗法的五纳、五拒之

中华武艺点激疗法的建立，是当前继承、发扬武功体疗特色和优势并勇于创新的一项既有深远意义，又有科技建设发展的工作。

当然，人类的健康需要科学疗法，而科学疗法更需要时代艺术来丰富新的生活。就此，科学疗法与时代艺术必然走向人文健康时雍的最高境界。

随着知识信息迅猛发展，笔者测算，约在30年后的今天，那时年轻的人们所筑起新生活时尚健康概念被历史所刷新。然而“点激疗法”理念永是前沿的领航者，这就是未来大家期盼提升生活质量新价值的所在。

武功体疗好比一块试金石，测试人体强健与病弱，强者可以百炼成钢，弱者可以越试越坚。

鉴于继往开来的景象，笔者在养生艺术院前树下一块碑文，即：

所谓五纳之：	所谓五拒之：
一、求生似渴的纳之。	一、骄横乏学的拒之。
二、文化底蕴的纳之。	二、重钱薄命的拒之。
三、爽朗乐天的纳之。	三、沉溺财色的拒之。
四、敬仰求望的纳之。	四、偏执不悟的拒之。
五、尚德重情的纳之。	五、崇洋媚外的拒之。

然而，这样大大提升了中华民族的文化素养，屹立在世界之林，出类拔萃，惟我独尊，大有儒雅绅爵风度，独享天公赐予人生潇洒福境，但愿天长地久。

正是“点激疗法除沉疴，武功体疗添人寿”也。

附录：健康的饮食艺术

为了探索百年健康的真谛，作者曾在2007年出版《健康100年》论著中提及营养学以致用的研究，颇受欢迎。时隔数年，我被派往海外考察取经长寿之道。特别这期间在樱美林大学与渡边 修一郎教授及海内外专家学者共同探索高龄长寿健康的课题，取得显著成效，献于读者。

1. 每天坚持喝果蔬汁

如果每天可以喝上果汁、蔬菜汁，这是一种最简单最有效的健康艺术享受。富有色调多样新鲜的绿色环保效应。

因为果蔬汁含有丰富的维生素、矿物质、食物纤维生化素的抗氧化物质。是番茄红素、番茄黄素、叶绿素、花色素、芦丁、多酚等数百种营养素总称。无论哪一种都具有有效抑制体内活性酸素运动的功效，又能够为有效预防癌症和心血管疾病以及妨碍健康长寿的都市生活病等起到很大的作用。

作者与国外科学家共同调查研究了1836人，样本数据表明，每周三次以上喝果蔬汁和豆制品搭配，因为基本上不含有碳水化物质的原因，使得能够让对糖尿病在意的人们有效的控制血糖的上升，同时还可以预防老年痴呆症发生。

2. 养成吃早餐的好习惯

早餐对于健康长寿来说是绝对不可以欠缺的一个要素。在24小时里，进餐时间间隔最长的是晚餐以后。晚上睡觉的时候身体也在持续外静内动

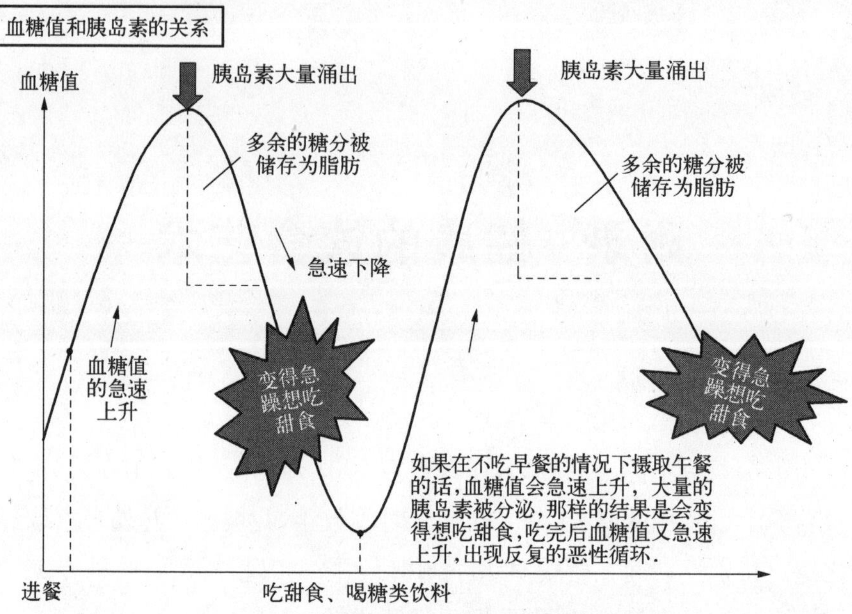
血糖值和胰岛素的关系
血糖值
胰岛素大量涌出
多余的糖分被
储存为脂肪
急速下降
变得急
躁想吃
甜食
血糖值
的急速
上升
胰岛素大量涌出
多余的糖分被
储存为脂肪
变得急
躁想吃
甜食
如果在不吃早餐的情况下摄取午餐
的话,血糖值会急速上升，大量的
胰岛素被分泌,那样的结果是会变
得想吃甜食,吃完后血糖值又急速
上升,出现反复的恶性循环.
进餐
吃甜食、喝糖类饮料

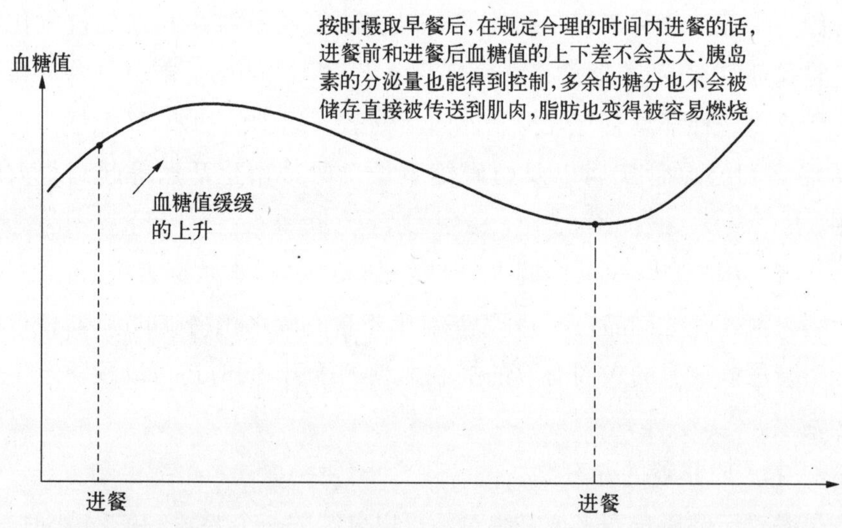
按时摄取早餐后,在规定合理的时间内进餐的话,
进餐前和进餐后血糖值的上下差不会太大.胰岛
素的分泌量也能得到控制,多余的糖分也不会被
储存直接被传送到肌肉,脂肪也变得被容易燃烧
血糖值
血糖值缓缓
的上升
进餐
进餐

的消耗能量。因此早晨起床时身体非常需要吸取营养。

如果不吃早餐是绝对不会得到健康的。经常不吃早餐还会导致肥胖。

还有一个对于健康长寿来说早餐是不可以欠缺的重要原因，那就是血糖值的问题。

人进餐之后血糖值就是会自动上升，与其相呼应的是从胰脏分泌出胰岛素来调节糖代谢，控制血糖平衡。胰岛素和这个血糖值的上升和降低的大小程度有密切的关系，就好像向人的大脑频繁发出"摄取含有糖类成分的食物"的指令，人就经常会有被"想吃甜食"的欲求所支配，进而就慢慢的转移到了肥胖的状态。

防止血糖值的上下波动任何一点微不足道的小事都很重要。特别是从晚餐后间隔很长时间到早晨，如果不吃早餐的话，就会出现像过山车一样急速上升的现象。与之相应的是因为胰岛素的大量分泌，形成了血糖值的急速下降现象。

为了防止这样的现象出现，通过规规矩矩的摄取早餐来控制血糖值的过剩反应尤其重要。

"吃得快"是妨碍长寿的饮食生活的一个重要因素。如果快速的大量的进食的话，血糖值会急速上升，胰岛素的分泌也会变得特快。因为这样是最不好的情况，所以进餐时尽可能的慢嚼细咽，咀嚼的次数越多越好，最好要嚼出津津美味来。

3. 五谷杂粮是最好的早餐

因为早晨一定要让大脑充满活力，所以对摄取大脑有营养的碳水化合物极其重要。面包、米饭、面粉类食品都是碳水化合物。现代都市由于生活节奏的加快，工作的繁忙等因素早餐都变得快速化和多油腻。上海鸿博养生艺术院对于这样的现状认为早餐应该尽量多食用五谷最为理想。

另外，像米饭或面包这类碳水化合物，因为糖分经过被分解后到大脑，所以变成大脑营养所需的时间较长。为此，与之相比较单糖类的食品就能很快的所需的营养送到大脑。早餐时一起摄取像含有果糖类的单糖类食品是非常有效的。果糖即葡萄、梨、苹果等水果类食品。

4. 鱼类是最好的佳肴

吃鱼有助于健康长寿,鱼含有一种叫做虾青素的类胡萝卜素。类胡萝卜素是一种动植物类本身所特有的色素的总称,在体内具有抗氧化作用,可以有效抑制体内的活性酸素的运动,是维持人类身体健康的重要营养元素。虽然人类的血液中也含有类胡萝卜素成分,但是当人遇到疾病时,类胡萝卜素在血液中的浓度就会下降。

鱼肉是类胡萝卜素的中的一种被叫做虾青素的天然色素所构成的,在蟹类和虾类中也丰富具有。自然界虾青素是由藻类、细菌和浮游植物物产生的。一些水生物种,包括虾、蟹在内的甲壳类动物都食用这些藻类和浮游生物,然后把这种色素储存在壳中,于是它们的外表呈现红色。这些贝壳类动物又被鱼和鸟、鸡、鸭捕食,然后把色素储存在皮肤和脂肪组织中。这就是鱼和其他一些动物呈现红色的原因。当用热开水把鱼一烫是鱼身就会变红,鱼身中所结合的蛋白质所被释放出后所呈现出的颜色。

虾青素有着极强的抗氧化能力,是迄今为止人类发现自然界最强的抗氧化剂,其抗氧化活性远远超过现有的抗氧化剂。是维生素 E 的 500 倍之多。可以说是最强的类胡萝卜素之一。

鱼对于人类的癌症和感染症的预防有着卓越的功效。除了含有丰富的维生素 A、B_2、D、E 外,还含有丰富的人体必须的脂肪酸,这些都是对于健康长寿所不可欠缺的营养元素。有着降低胆固醇和甘油三酯的含量,促进体内饱和脂肪酸代谢。从而起到降低血液粘稠度,增进血液循环,提高组织供氧而消除疲劳。防止脂肪在血管壁的沉积,预防动脉粥样硬化的形成和发展、预防脑血栓、脑溢血、高血压等心血管疾病。

5. 豆类食品可以解决便秘和预防老年痴呆症

大家都知道通过摄取膳食纤维可以解决便秘。但是,因为膳食纤维的种类很多,所以因在了解这些种类后选择食材变得尤为重要。

即使作为世界第一长寿国的日本,在膳食纤维的摄取量也比较偏少,经过调查表明,平均每天的膳食纤维摄取量只有 14.3 g。国际卫生组织对于每天膳食纤维摄取量的标准是男性为 19 g 以上,女性为 17 g 以上。作者研究检验:每天应摄取 31 g 左右的膳食纤维才是最为理想。

膳食纤维是一种不能被人体消化的碳水化合物，以溶解于水中可分为两个基本类型：水溶性纤维与非水溶性纤维。对于解决便秘有功效的是非水溶性纤维。

常见的食物中的大麦、豆类、胡萝卜、柑橘、亚麻、燕麦和燕麦糠等食物都含有丰富的水溶性纤维，水溶性纤维可减缓消化速度和最快速排泄胆固醇，有助于调节免疫系统功能，促进体内有毒重金属的排出。所以可让血液中的血糖和胆固醇控制在最理想的水准之上，还可以帮助糖尿病患者改善胰岛素水平和甘油三脂。

非水溶性纤维包括纤维素、木质素和一些半纤维素以及来自食物中的小麦糠、玉米糠、芹菜、果皮和根茎蔬菜。非水溶性纤维可降低罹患肠癌的风险，同时可预防便秘，并且减低消化道中细菌排出的毒素。

通过对 65 岁以上老年人为对象的调查发现，黑豆频繁的出现在这些老年人的餐桌上。还有纳豆、豆腐等很多由豆类食品由来的食材极为受到老年人的欢迎和喜爱。把豆类食品搭配鱼、蔬菜和水果等一起食用，对于预防老年痴呆症(阿尔茨海默症)有着显著的效果。

这时如果再配合被誉为“地中海的液体黄金”的橄榄油的话，马上就变成了蓝色地中海的氛围，橄榄油也被研究表明可以有效预防老年痴呆症的一种健康食品。

6. 晚上睡前应做到喝一杯水

晚上临睡前喝一杯水后在就寝。对于全身约 60%是以水分而组成的人类来说，随时补充水分是一个重要的问题。当人类体内的水分一旦出现低下的情况后，就会出现口渴，有想喝水的感觉。但是支配着这一连串流程的是大脑的下丘脑也会随着年龄的增长和老化，出现机能的下降。往往在当实际身体有补充水分的需求时，这种欲求却又很难被传达给本人。特别是到了盛夏的时候就会非常的危险，自己感觉不到有脱水的倾向却又慢慢地进入了脱水的症状，突然地失去意识而倒下的情景并不少见。越是上了年纪的老年人，即使口不渴也最好做到注意及时充分的摄取水分。

那么，平均 1 天应该补充多少水分呢？有一个标准就是自己体重的 30 分之一。那么体重 60 公斤的人 1 天就要喝 2 升的水，这是非常大的量。而

2 升水 2、3 次是喝不完的，即使 1 次的量喝的少些也没关系，每天增加喝水的次数才是关键。

如果每天光只是喝水的话，很容易产生喝腻或厌烦的感觉，这时可以试着喝茶或红茶交替着喝。另外在因为晚上睡觉的时候会出现出汗的现象，这时体内的水分就会低下，血管中的血液就会容易变得黏稠，所以晚上临睡之前喝一杯水再睡有助于健康。

7. 酒——百药之长，2 杯左右为基准

为了健康艺术饮食，应当尽量控制饮酒。对于饮酒的基准为，男性平均每天 2 杯以下，女性平均每天 1 杯以下。更为具体的指示为，啤酒 250 毫升，红酒 100 毫升，威士忌 25 毫升。研究结果显示，如果饮酒超过了这个量，食道癌和肝癌的风险就会倍增。

虽然是这么说，但是自古以来，酒有百药之长之美誉。对于喜欢喝酒的人来说，与让他禁酒而产生应激反应的蓄积，还不如让他在每天饮酒的基准的范围内快乐的饮酒为好。也许每个人对酒的种类的喜好各有不同，但既然同样是饮酒，在这里还是建议喝葡萄酒，特别是红葡萄酒。根据美国哈佛大学通过对红葡萄酒的研究表明，红葡萄酒中所含有一种叫做白藜芦醇的多酚物质。具有促进激活长寿遗传因子的作用和延长寿命的功效并通过实验验证得到了论证。另外还有预防癌症和动脉硬化的功效，通过进一步的论证表明，被暗示更含有可以预防老年痴呆症效果的机能性成分。白藜芦醇在红葡萄酒中的含油量特别丰富，而且红葡萄酒中还含有多种其它的多酚物质，在今后的研究中功效范围更有待被扩大的可能性。

对于完全没有饮酒习惯的人，没有勉强让他饮酒的必要，但是当逢年过节等喜庆的场面时，如果要饮酒，红酒是最佳的选择。

8. 一目了然——有效抗癌健康食品金字塔

作者在海外长期研究蔬菜、水果、谷物、藻类所含有的数千种类的化学物质的调查以及把各种流行病学的调查分析作为背景，选出了多酚、类胡萝卜素等大约 600 种的化学物质。并把这些含有很多化学物质分成 3 种植物性食品，从有效程度的高低来排列，制作成了健康食品金字塔。最上层的是，大蒜、卷心菜、甘草、大豆、生姜、胡萝卜、西芹等伞形科植物。

通过研究表明，这些食品中所含有的成分，对于癌症的预防有着显著的效果并得到了认证。近年来，美国国立科学学会和美国农业部所制定的“5 A DAY”的计划中，提议以每天摄取含有多种维生素的蔬菜和水果 5 盘以上的对策之后，美国的蔬菜和水果的消费量就一直保持着上升的趋势。另外，以蔬菜、豆类、鱼类食品为中式料理很受瞩目，就像上述的那样，癌症患者也在逐渐减少。

最近，含有蔬菜、水果、香草、香辛料等机能性成分的研究也在日渐推进中。所谓机能性成分是指 5 大营养素（碳水化合物、脂类、蛋白质、维生素、膳食矿物质）和膳食纤维以外的成分。这些机能性成分对于预防癌症和都市病的功效和作用充满了期待。唯有用科学健康的艺术饮食，步入百岁就不在话下了。

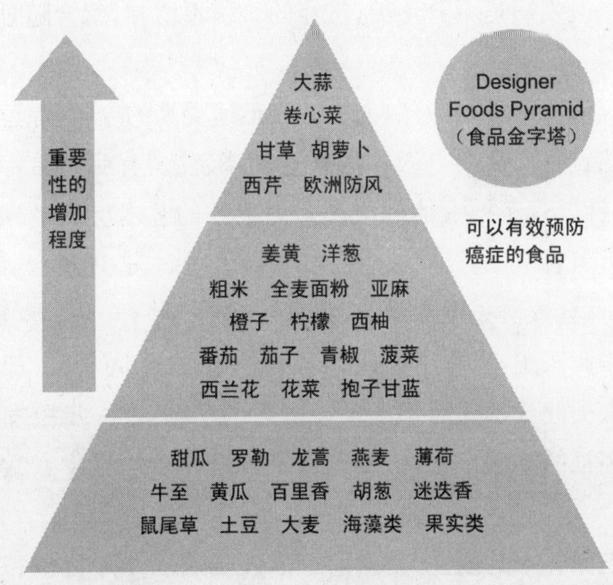

后　　记

人生在世活着分为少年、中年、老年的过程，并伴随着成长、创业、享受贡献的阶段。但疾病是不分年龄、贫富的。稍不留神，就会随时随地侵袭着身体的机能。

在知识经济竞争日趋激烈，人文健康迅速提高的今朝，绿色保健已成为人们关注的热点。而武功点激疗法就是围绕解决“有病则治，无病则防，以防为主”的方针。真正把人体健康理念更上新的艺术层面，发展壮大、焕然一新。正如著名哲学家尹继佐教授说的“身体无病，心理温和，情感有富，文明可嘉，适应社会人群关系的健康”哲理。

翻开中华武医史，看看历代武林名医，他们在不同年代，却有着一颗坚强的心。为人类健身祛病而作出不可磨灭的功绩，进一步激发笔者对传统华夏武医学福祉的不懈追求，奋发创新了武功体疗学科中点激独特疗法的健康艺术。

武艺体仁保养术的创立，是当前继承发扬武功体疗特色和优势并勇于创新的一项有深远意义的工作，是构设人文健康内涵科学建设的重要任务，值得自豪。纵观整个人类社会发展史，其实就是一个不断创新、不断进步的过程。从这意义上说，没有创新，就没有人类的进步，就没有人类的未来。在武功体疗发展的历程中，真正体验到实践创新与理论创新是可以相互联系、相互制约的，更是共同构成社会发展的重要推动力量。然而武功点激疗法在实践上的理论创新愿为社会发展和变革的先导，为推动科技文化创新提供指导推动力、责任感。

位于世界前沿科研的人兽胚胎、人造生命、人造干细胞、基因测试、换脸术以及克隆人均遭伦理挑战。笔者认为，这种发展现象不可偏废，只要保证研究科学可靠可行的前提下，无损于伦理和理性，何妨不可。而点激疗法就是使病者得以身心调养，使有病者得到科学治疗后康复。

武艺体仁保养术是着眼于人生的生命与健康的科学，而不是仅仅关于疾病的科学，武功体疗学研究的对象不是疾病而是生病的人。如果说独特点激术是疗效的永恒主题。那么，作为武功体疗开创者，不但要兼承治病救人的本性，更要倡导人性的传递，感性的眼神，人文的关怀，爱意的链接和升华，从而构思展现出承载者宏图大志和美好愿景。实有相当的科研应用价值。

关于如何预防疾病，科学治疗，获得健康，延年益寿，是人生征途上值得探讨决策的课题。康健体仁既是根本康健，也是代表体仁，形成一种珠联璧合的人文健康精神蕴涵，标志着中华民族的文脉，更反映出华夏人民生活质量的升华。

中华武功体疗学科是民族的瑰宝，符合以人为本、回归自然的风格，随着经济全球化带来的多元文化相互交流和不断扩展，武功点激疗法开始全面走向国际。因为目前已有的疾病没有完全攻克，新的疾病又在不断的出现，医疗费用不断上升，许多发展中国家和发达国家都开始重新关注传统医学，这为传统医学带来了广阔的发展前景。继承是武功体疗发展的基础，创新是武功体疗发展的动力。

笔者精心打造具有科学文化价值的武医学国粹，已发展到践行文明和谐的时期，灿烂独秀的武功点激疗法，是极为宝贵的精神财富和文化遗产。这样真正显示了人生在世不但要体现出在社会中的自我价值，更要享受人生、修养自我、不断完善。

记得在芬兰出席国际医学运动康复学术大会上执行秘书长希尔德·约翰逊曾对评委们风趣的把我比喻说：上帝把我幸运的落在物华天宝、人杰地灵的中国土壤里，长出一颗灵芝草，为人造福。而我深知，这成效应归功于改革开放的和谐新时代，造化了我豪迈的个性，超越、创新更是主要的原动力。

人文健康艺术是净化人类灵魂的工程。

于此，要记住在事业发展历程中，曾经扶植你的人，不然你的成果再多，从人格上失去灵魂等于零。故此，作为勇为者，经常要检验自己，我要坚持真理，更要信心和勇气创造新世界，以此作为取得成就的法宝。

因此在脱稿时，此书得到海内外颇具影响力的美籍华人于刚博士的鼎力支持和文化名人徐容川先生的出版牵头，两者起到珠联璧合与推波助澜的作用。但愿福祉人类，天长地久，气象万千！

构睿于雍瀛而立亭

2012年6月11日

如需了解更多内容，可点击官方网站：http://xipanliang.blog.eastday.com

院办电话：86-21-56967232

图书在版编目(CIP)数据

武艺体仁保养术 / 奚雍著. —上海：文汇出版社，2012.12

ISBN 978-7-5496-0723-5

Ⅰ.①武… Ⅱ.①奚… Ⅲ.①推拿-基本知识②健身武术-基本知识 Ⅳ.①R244.1②G85

中国版本图书馆 CIP 数据核字(2012)第 248049 号

武艺体仁保养术

出 品 人 / 肖兴涛

作　　者 / 奚　雍
责任编辑 / 熊　勇
特约编辑 / 陈晓红
封面装帧 / 张　晋

出版发行 / 文匯出版社
上海市威海路 755 号
(邮政编码 200041)
经　　销 / 全国新华书店
排　　版 / 南京展望文化发展有限公司
印刷装订 / 上海宝山译文印刷厂
版　　次 / 2012 年 12 月第 1 版
印　　次 / 2012 年 12 月第 1 次印刷
开　　本 / 787×1092　1/16
字　　数 / 170 千字
印　　张 / 12

ISBN 978-7-5496-0723-5
定　　价 / 48.00 元